高等医药院校系列教材

病理学实习指导

第 2 版

主　编　罗殿中

编　者（按姓氏汉语拼音排序）

顾永耀　李　佳　李　萍

李坤雄　李祖云　罗殿中

吕自力　马　薇　马　韵

潘红波

科学出版社

北京

举报电话:010-64030229;010-64034315;13501151303(打假办)

内 容 简 介

本书为高等医学院校病理学实习指导教材。内容主要包括与《病理学》理论教学对应的各种疾病的大体标本和切片标本,按章节顺序,依次描述标本患者的简要病史、大体与镜下的病变特点,以及相关思考题。本书还提供了系列 PBL 讨论病例、大体标本和切片的观察方法、各器官观察方法及正常器官重量等,并附上不同层次的教学大纲。

本书内容丰富而简明,图文并茂,实用性强,适合于高等医学院校各种层次的学生使用,也可作为病理教师和病理医生的参考书。

图书在版编目(CIP)数据

病理学实习指导 / 罗殿中主编 . —2 版 . —北京:科学出版社,2010
ISBN 978 - 7 - 03 - 026772 - 6

Ⅰ. 病… Ⅱ. 罗… Ⅲ. 病理学–实习–医学院校–教学参考资料 Ⅳ. R36-45

中国版本图书馆 CIP 数据核字(2010)第 021433 号

策划编辑:邹梦娜 / 责任编辑:许贵强　邹梦娜　李国红 / 责任校对:鲁　素
责任印制:赵　博 / 封面设计:黄　超

科 学 出 版 社出版

北京东黄城根北街 16 号
邮政编码:100717
http://www.sciencep.com

三河市骏杰印刷有限公司印刷
科学出版社发行　各地新华书店经销

*

2005 年 2 月第　一　版　　开本:787×1092　1/16
2010 年 2 月第　二　版　　印张:6 3/4　插页:12
2025 年 1 月第二十次印刷　　字数:151 000

定价:39.80 元
(如有印装质量问题,我社负责调换)

前　言

病理学是一门形态学科,具有高度的实践性。要学好病理学,除了学习病理学的理论知识外,还需要病理标本(包括大体和切片标本)的观察实践。病理学实习课是病理学教学过程中的重要组成部分,通过观察病理标本,不但能加深对病理学理论知识的理解,同时也是培养观察分析能力的一种教学手段。

病理学实习包括大体标本观察、切片标本显微镜观察、课堂示教与讨论以及PBL临床病理讨论等。通过对人体各种疾病的大体标本和组织切片进行观察、描述,可直观各种基本病变,了解临床表现赖以存在的病理变化基础,懂得病变与疾病的关系;通过PBL临床病理讨论,理论联系实际,培养学生临床思维和分析问题的能力,为今后做一名合格的医师打下坚实的基础。

本实习指导是在前版《病理学实习指导》的基础上改版而成。这次改版是根据人民卫生出版社出版的《病理学》第七版教材内容,结合病理学教学大纲、多年来的病理学教学经验和本单位的实际情况修订编写的配套实验教材,适用于国内医学院校的临床医学各专业和口腔、卫生、医学检验、护理等专业的医学生使用。本实习指导修订,原则上延续了前版实习指导的章节设计和编写体例,加配了疾病大体标本的英文单词和突出了PBL的教学内容,有利于病理学的双语教学和学生早期接触临床的思维培养。希望学生能够抓住重点,带着问题学习,通过仔细观察与认真思考及课堂讨论,在学好病理学知识的同时,不断提高分析问题和解决问题的能力。

限于编者的知识水平和时间的仓促,本书存在不足之处,敬希同道和同学们提出宝贵意见。

编　者
2009 年 12 月

目　　录

实习总则

一、实习课的目的与要求

1. 目的 病理学是一门形态学科,除了研究疾病的病因、发病机制及病理变化与临床表现的关系外,侧重从形态上观察和研究疾病,并联系代谢和机能的改变,具有很强的直观性和实践性,因此,认真观察病理标本是学习病理学的重要手段。通过实习不但要进一步验证课堂理论,使理论联系实际,加深理解和掌握理论知识,还要培养学生独立观察、分析、综合、判断、表达的能力,为今后学好临床课打下良好的基础。

2. 要求 ①课前一定要了解实习内容并复习有关理论;②对各种病理标本要仔细、认真地观察,准确而简要地加以描述和进行必要的绘图;③根据标本中见到的各种病理现象,联系课堂理论,进行比较分析和综合,做出正确的病理诊断;④课堂讨论要作必要的准备,并敢于陈述意见。

二、实习课内容安排

(1)大体标本和病理切片观察。
(2)计算机多媒体示教。
(3)电视录像。
(4)典型病例临床病理讨论。
(5)动物实验。
(6)尸体解剖示教。

三、大体标本的观察方法及步骤

观察大体标本时,首先要正确辨认本是什么脏器或来自脏器哪一部分,并与正常脏器比较,着重观察以下内容。

1. 脏器大小及重量 比正常大还是小,重还是轻。

2. 脏器的形态 有否变形,表面光滑度、颜色及硬度有无改变,包膜有无增厚,边缘变钝还是变锐,切面结构有否异常。

3. 空腔器官 要注意内腔大小变化,腔内壁粗糙或平滑,有无溃疡或肿物,腔壁厚薄,腔内容物的性状,腔外壁有无粘连等。

4. 病灶 病灶指限局性的病变区域。如有病灶应注意观察下述变化。

(1)数目:是一个还是多个。
(2)分布及位置:是均匀散布在整个脏器或仅限于脏器的某一处。

（3）形态：如囊状、乳头状、菜花状、圆形、椭圆形等。

（4）大小：可用厘米计量亦可用实物来形容。如粟米大、黄豆大、拳头大、儿头大等表示。

（5）边缘：整齐或不规则，界线清楚或模糊。

（6）颜色：暗红色表示病灶内含血量多，黄色表示含有脂肪或类脂，绿色或黄绿色表示含有胆汁，肺或肺门淋巴结之黑色斑点多为炭末沉着，半透明胶胨状表示富有黏液，灰黄色提示为坏死灶。

（7）硬度：是软或硬，实性或海绵状。组织变硬常表示纤维组织增生或钙化甚至骨化，组织变软常提示有液化性坏死甚至囊性变。

（8）切面：是凹陷或肿胀突出。

（9）与周围组织的关系：界线明显或模糊不清，有无压迫或破坏周围组织。

（10）病灶以外的组织有何改变。

5. 诊断　器官名称＋病变，如肝淤血、肺水肿等。

四、组织切片的观察方法及步骤

观察组织切片，可以更好地理解大体标本的变化，对某些疾病来说，必须通过组织切片检查方可确定其病变性质（如乙型脑炎）。

1. 肉眼观察　先用肉眼初步了解整个切片的情况，找到病灶的所在部位。

2. 低倍镜观察　这是观察病理切片最重要、最基本的一步，首先根据正常脏器的组织结构特点，确定切片是什么器官或组织，然后确定病变的部位，病灶的数目、大小、形态、分布及其与邻近组织的关系，掌握病灶的特点并决定病变的性质。观察切片时要上下、左右移动玻片，全面观察，最后才重点观察病灶。

3. 高倍镜观察　高倍镜是在低倍镜全面观察的基础上，用来放大观察单个细胞及一些较细微成分（如细胞的形态、细胞质、细胞核的结构、细胞的排列状况等。），从而证实或补充低倍镜的观察结果；高倍镜看清楚后，应转回低倍观察。严禁一开始就用高倍或以高倍为主的偏向，因为高倍观察视野小，无法看清全貌，易迷失主要病灶。

4. 诊断　组织器官名称＋病理变化（如肝淤血等）。在观察显微镜时注意：①要以低倍镜为主、高倍镜为辅；②要两手同时动作，左手移动切片，右手转动螺旋；③全面观察，不可孤立地固定观察一个视野，经常移动切片，才能观察全面。

五、实习报告的要求及注意事项

（1）实习报告的内容包括绘图、描述和诊断。通过实习报告，培养同学严格的科学态度和实事求是的科学作风。每次实习必须认真作好实习报告，交给老师审阅。

（2）实习报告的字体要端正、整洁，对病理标本的描述要力求精确，绘图也应准确地表达病变的要点。

（3）应做好实习前的准备工作

1）复习与本次实习有关的理论，这样才能深入认识和理解各种病理改变。

2）每人必须备有实习指导、绘图本和彩色铅笔。

3）熟练掌握显微镜的用法。

六、实验室规则

（1）严格遵守学习纪律和请假制度，不得无故迟到早退，不得随便离开实验室或旷课。

（2）爱护公物，爱护病理大标本、组织切片、显微镜等。如有损坏，要及时报告老师登记，实习物品用后放回原处。

（3）实验室内要保持肃静、整洁，不得随地丢纸屑、果皮，不得随地吐痰或擤鼻涕，不准穿拖鞋。

（4）实验室实行学生值日制，定期清洁整理。离开实验室前要把台、凳整理好，关好门窗及水电。

实习一 适应、损伤和修复
Adaptation, Injury and Repair

实 习 内 容

大体标本	组织切片
1. 心脏萎缩(营养不良性)	1. 肝脂肪变性
2. 肾萎缩(肾盂积水)	2. 脾中央动脉透明变性
3. 脑萎缩(老年性)	3. 肾凝固性坏死
4. 心脏肥大(高血压心脏)	4. 淋巴结干酪样坏死
5. 肝脂肪变性	5. 肉芽组织
6. 脾被膜透明变性	6. 胃溃疡黏膜上皮再生
7. 脾凝固性坏死(贫血性梗死)	7. 宫颈黏膜鳞状化生
8. 肾凝固性坏死	
9. 脑的液化性坏死	
10. 干性坏疽	
11. 肉芽组织(狗皮实验创伤)	
12. 骨痂(狗胫骨实验性骨痂)	
13. 骨折的畸形愈合	

重 点 要 求

（1）掌握萎缩、变性、坏死、肉芽组织、机化和化生的概念。肉芽组织在损伤修复过程中的作用。

（2）掌握各类坏死的形态特点及坏死的结局。

（3）掌握肉芽组织的组成、形态特点及其在创伤愈合、机化、包裹坏死组织中的作用。

（4）熟悉萎缩、细胞水肿、脂肪变性及透明变性常见发生器官及形态变化特点及再生、修复、代偿、适应的概念。

实 习 标 本

1. 心脏萎缩 atrophy of heart

病史：

女性，成年人。患胆石症，慢性胆囊炎反复发作 10 余年。发作时皮肤、巩膜黄染，尿黄。未做手术，保守治疗未愈。消瘦，体重明显下降。

大体标本：(图 1-1)

心脏外形保持而体积变小，重量减轻，心脏横径与心底部大血管比例不正常，心外膜脂肪减少，外膜皱缩，血管变弯曲。

思考题：

该患者出现心脏萎缩的原因是什么？心脏萎缩是指哪些成分萎缩，为何会出现上述形态改变？对机体有何影响？

2. 肾萎缩 atrophy of kidney

病史：

女性，61 岁。左下腹囊性肿块 18 年伴阵发性疼痛 7 年。酚红排泄试验左肾为 0。X 线检查左肾输尿管见阳性结石影。

大体标本：(图 1-2)

肾脏体积明显增大，但肾实质变薄，皮、髓质分界不清，肾盂肾盏极度扩张，形成大小不等的囊腔把肾实质占据，输尿管亦粗大、扩张，并可见脱落之结石。

思考题：

该肾体积明显增大，为何还称为萎缩？请结合标本分析产生肾盂积水的原因？

3. 脑萎缩 atrophy of brain

病史：

女性，80 岁。自 60 岁以后记忆衰退，反应迟钝，常自言自语，脑血流图示双脑供血不足。

大体标本：

脑重量减轻，两侧对称，脑回变窄，脑沟变深变宽。

思考题：

该患者脑萎缩的原因是什么？脑积水有何危害？

4. 心脏肥大 hypertrophy of heart

病史：

男性，52 岁。患高血压病 10 年余，血压在 21.3～24/12.7～14.7kPa(160～180/95～110mmHg)之间，经常头痛，常服降压药，死于脑出血。解剖见脑出血、主动脉粥样硬化。

大体标本：

心外形明显增大，心尖钝圆，左心室扩大，左心室明显肥厚，超过 1cm，乳头肌亦明显增粗，而心瓣膜及腱索正常。

思考题：

长期患高血压病的患者为什么发生左心肥大？

5. 肝脂肪变性 fatty degeneration of liver

病史：

男性，1 岁。高热持续不退半个月；纳差，嗜睡转昏迷。临床诊断为病毒性脑炎并支气管肺炎。

大体标本：(图 1-3)

肝脏体积略增大，被膜光滑、紧张，边缘变钝，表面及切面呈黄色，手触摸有油腻感。

切片标本：(图 1-4)

肝小叶结构尚能辨认，肝细胞质内出现大小不等的圆形空泡(为脂肪滴所在位置)，空泡边界清楚，病变严重时空泡很大，肝细胞核被挤压向一边，肝窦明显受压而变窄。肝细胞索结构消失。空泡经苏丹Ⅲ脂肪染色呈橘红色，锇酸染色呈黑色。

思考题：

分析该患者出现脂肪变性的原因。

6. 脾被膜透明变性 hyaline degeneration of connective tissue of spleen

病史：

男性，56 岁。患风湿性心脏病 15 年。心跳、气喘，因"心衰"及动脉血栓形成，曾多次住院。

大体标本：

脾被膜局部明显增厚，表面粗糙，切面灰白，半透明，均匀致密，质坚硬，状如磨砂玻璃。

切片标本：

增厚的脾被膜呈均匀一致，染伊红色，系由大量增生的胶原纤维相互融合而成，其中尚有零散分布的纤维细胞。

7. 脾脏凝固性坏死 coagulative necrosis of spleen

病史：

男性，50 岁。脾肿大 4 年，腹胀 1 年多，反复呕血多次。检查脾大平脐，质硬，腹水征（＋＋＋）。食管钡餐见下段黏膜静脉曲张。尸检诊断：门脉性肝硬化及慢性脾淤血并脾梗死。

大体标本：

脾重 1050g，体积增大，于切面被膜下可见一个灰白色坏死区，干燥，无光泽，失去正常结构，边缘清楚，不甚整齐，可见黑色出血带。

8. 肾凝固性坏死 coagulative necrosis of kidney

病史：

发冷发热 20 天，左半身瘫痪 5 天。临床诊断为急性细菌性心内膜炎并右大脑败血性梗死。解剖见右大脑、心、脾及肾均有病变。

大体标本：(图 1-5)

肾被膜已剥离，切面肾皮质可见大小不等之灰白色坏死区，干燥，质地硬实，失去光泽，与正常组织分界清楚，边缘不甚整齐，可见暗红色出血带。

切片标本：(图 1-6)

眼观切片，坏死区呈均匀淡红色，与正常肾组织有一清楚分界线。镜下见坏死区肾小球、肾小管均已坏死，主要表现为细胞核的溶解消失，但肾小球、肾小管轮廓尚可辨认，坏死区边缘可见固缩和碎裂的细胞核,毛细血管扩张,有出血及较多中性粒细胞浸润。

思考题:

该患者肾凝固性坏死发生的原因是什么?该患者肾脏的局部坏死会导致严重后果吗?

9. 脑的液化性坏死 liquefactive necrosis of brain

病史:

男性,16岁。自幼患先天性心脏病,稍劳动即出现心跳气喘,口唇发绀,近来发热、发绀加重,二尖瓣区出现杂音,临床拟诊先天性心脏病并亚急性细菌性心内膜炎,脑有病变。

大体标本:

于脑切面上见坏死区脑组织结构变疏松、质软,呈不规则形,大小不一,部分坏死组织溶解液化已流失。

思考题:

脑组织为什么容易发生液化性坏死?

10. 干性坏疽 gangrene

病史:

男性,38岁。出现足麻木,疼痛、间歇性跛行6年多,继而趾端变紫,坏死失去知觉,并向上蔓延。疼痛以接触冷水及夜间为甚。临床诊断为闭塞性脉管炎而截去病肢(趾)。

大体标本:(图 1-7)

标本为足,坏死区位于末端,外观变黑色,干燥、坚实,坏死区皱缩,与正常组织分界清楚。

思考题:

坏疽与坏死有什么不同?为何干性坏疽多发生于四肢末端?对机体有何影响?

11. 肉芽组织 granulation tissue

大体标本:

标本为蜡模或实验动物之皮肤,新鲜时,肉芽外观鲜红,湿润有光泽,表面呈细颗粒状,如肉芽。

切片标本:(图 1-8)

肉芽组织主要由成纤维细胞及新生毛细血管组成,表浅部毛细血管的方向和成纤维细胞长轴大致与表面垂直,结构疏松,间质水肿,有较多炎细胞浸润;深部结构较紧密,血管壁增厚,数目减少,胶原纤维(呈丝状红染)增多,胶原纤维束与表面平行。

思考题:

肉芽组织的作用是什么?肉芽组织与瘢痕组织有哪些不同?

12. 骨痂 bony callus

大体标本:

骨折的局部因新骨形成而膨大,形成骨痂,切面骨痂灰白色,质地致密。骨髓腔内尚留存有异物。

13. 骨折的畸形愈合 abnormal healing of bone fracture

病史：

男性，53 岁，农民。10 年前不慎从悬崖上跌下，左下肢股骨折断，不能行走，未经医院处理，自找草药敷擦，一年后勉强扶杖行走，但断肢比健肢短 7cm，形成跛足。

大体标本：

纵锯面上见骨上下断端愈合处呈角度弯曲，愈合处骨痂变小，断端有吸收。

14. 脾小动脉透明变性 splenic artery hyalinosis

病史：

男性，92 岁。患高血压 10 年余，血压在 21.3～24/12.7～14.7kPa（160～180/95～110mmHg）之间，死于脑出血。

切片标本：

脾中央动脉和脾小梁内的小动脉壁明显增厚，红染，无结构，这些透明物质是血浆蛋白在内膜下大量沉积所致。动脉管腔变狭窄，内皮细胞尚可见。

15. 淋巴结干酪样坏死 caseous necrosis of lymph nodes

病史：

男孩，身体自小较瘦弱，为"老鼠疮"服药未愈，行活检。

切片标本：（图 1-9）

淋巴结结构大部已坏死，坏死的特点是彻底，原来淋巴组织结构全部消失，代之为大片无结构的颗粒状红染物质，部分坏死区中心有蓝色钙盐沉着。

16. 胃溃疡黏膜上皮再生 regeneration of gastric ulcer mucosa

切片标本：

标本为一个久病未愈的胃溃疡患者的组织切片，溃疡表面可见一层扁平上皮或立方上皮从溃疡边缘向中央爬行，溃疡面部分已被覆盖，上皮下为纤维结缔组织。此层上皮即是再生的胃黏膜上皮。

17. 宫颈息肉伴鳞状上皮化生 cervical polyps with squamous metaplasia

切片标本：（图 1-10）

切片为宫颈息肉，间质水肿，慢性炎细胞浸润，腺体增生，表面被覆的柱状上皮有的已经被鳞状上皮取代。

复习思考题

1. 名词解释

溃疡 坏死 化生 干酪样坏死 机化 虎斑心 坏疽 萎缩 变性 凋亡

2. 问答题

（1）坏死有何形态特点？有哪些类型？请举例说明。

（2）肉芽组织的组成成分是什么？良好的肉芽组织眼观有何特点？肉芽组织在各种病理损伤中起什么作用？在完成损伤修复作用后发生什么改变？

（3）一期和二期愈合的主要区别是什么？怎样才能获得一期愈合？

（4）何谓再生？有哪些类型？

（5）细胞变性和坏死有何异同？其后果如何？

3. 分析题

（1）右肾结石患者被发现病变肾脏为正常大小的 4 倍，试分析其病变的可能性。

（2）患者 57 岁，右下肢前肌群隐约作痛 20 年，最近摄 X 线片发现患处有密度增高的阴影，请分析病变的可能性。

（3）某糖尿病患者数月前右足趾有阵发性疼痛，半月前出现右足趾末端麻木变黑，皮肤略皱缩，试分析其病变及因果关系。

（4）换药时发现患者伤口苍白，底部有一层污秽的渗出物，试问这是什么现象？

（5）学者研究认为胃肠等上皮定时置换，请解释这一现象。

（罗殿中）

实习二　局部血液循环障碍
Disturbances of Blood Circulation

实 习 内 容

大体标本	组织切片
1. 慢性肺淤血	1. 急性肺淤血
2. 慢性肝淤血	2. 慢性肺淤血
3. 脑出血	3. 慢性肝淤血
4. 心包膜出血	4. 混合血栓
5. 混合血栓	5. 机化血栓
6. 肾贫血性梗死	6. 肾梗死
7. 脾贫血性梗死	7. 肺出血性梗死
8. 肺出血性梗死	

重 点 要 求

（1）掌握淤血的概念、病理变化及后果。
（2）掌握血栓形成的概念、形成条件、形态特点及结局。
（3）掌握两种梗死的原因、形态特点及影响。
（4）掌握血栓、栓子、栓塞、梗死的概念及其相互关系。

实 习 标 本

1. 急性肺淤血 acute pulmonary congestion

切片标本：（图 2-1）
肺泡壁毛细血管和小静脉高度扩张并充满血细胞。肺泡腔有粉红色的水肿液（粉红色物是水肿液中的白蛋白成分）及少量红细胞和巨噬细胞。

思考题：
什么原因可导致急性肺淤血的发生？肺泡腔内水肿液来自何处？

2. 慢性肺淤血（肺褐色硬化）chronic pulmonary congestion

病史： A527
男，32 岁。有多年风湿性心脏病史。本次发病感心悸、气喘、咳嗽、咳粉红色及棕色泡沫痰并有下肢浮肿三周。尸检诊断:风湿性心脏病(二尖瓣狭窄)并慢性肺淤血。

大体标本:(图 2-2)

肺体积饱满,质地致密坚实,肺膜及肺切面散在多数棕褐色小点(与黑色斑点——炭末沉积斑点不同)。

切片标本:(图 2-3)

肺泡壁毛细血管扩张充血(不如急性期明显),纤维结缔组织增生致使肺泡壁增厚。肺泡腔可见较多巨噬细胞和心力衰竭细胞,后者胞质内含多量棕色颗粒。部分肺泡腔内可见红细胞(出血)。

思考题:

眼观肺的棕褐色斑点是如何形成的? 患者咳嗽、咳痰与肺组织病变有何联系? 比较急性及慢性肺淤血病变的不同之处。

3. 慢性肝淤血(槟榔肝)chronic liver congestion

病史:A1471

女,40 岁。全身游走性大关节疼痛一年多,下肢及全身水肿 5 个月,并心悸、气喘、不能平卧 3 天入院。尸检诊断:风湿性心肌心包炎并慢性肝淤血。

大体标本:(图 2-4)

肝表面光滑,被膜紧张,体积稍大。表面及切面可见弥漫分布的棕褐色(原为红色,经福尔马林固定后呈棕褐色)与黄色相间的斑纹,在肝切面上构成网络状斑纹,形似槟榔。

切片标本:

肝小叶中央静脉及周围的肝窦明显扩张淤血,肝索萎缩、消失;小叶外围肝细胞出现脂肪变性。

思考题:

为什么肝组织颜色红黄相间? 慢性肝淤血病变还可以如何向前发展?

4. 脑出血 hemorrhage in brain

病史:A149

男,58 岁。有高血压病史 10 多年。突然昏迷 4 小时入院。尸检诊断:左侧内囊及其周围出血。

大体标本:

两大脑半球不对称,一侧明显肿大,可见一暗红色血肿。血肿挤压及破坏周围脑组织。脑室内也见凝血块。

思考题:

本标本的脑出血属于什么类型的出血?

5. 心包膜出血 hemorrhage in pericarditis

病史:

男,41 岁。右上腹部疼痛伴消瘦 5 个月。入院体检发现肝脏肿大、贫血外貌。尸检诊断:肝细胞癌伴结节性肝硬化;心包膜出血。

大体标本：

心外膜散在多处暗红色出血病灶。病灶大小从针尖至针帽大不等，部分呈斑片状。

思考题：

什么叫淤点、淤斑？它们与淤血病理本质上有何不同？

6. 混合血栓 mixed thrombus

病史：A2173

女，48 岁。咳嗽、气短、反复浮肿近 1 年，症状加重 3 个月。尸检发现大、中动脉有动脉粥样硬化病变，其中肺动脉粥样硬化并血栓形成。

大体标本：

血管腔内或心腔内见红白相间的固体质块阻塞或附着。

切片标本：（图 2-5）

血管腔内见一凝块切面。其一侧主要为粉红色血小板凝聚物；另一侧呈粉红色的血小板带和红色的纤维素网网罗红细胞带相间结构，两带间有较多白细胞。

思考题：

人死亡后血液凝固能形成混合血栓吗？为什么？该患者心脏和肺动脉这些部位的血栓对机体可能构成哪些影响？

7. 机化血栓 organized thrombus

切片标本：（图 2-6）

切片内血管腔已消失，混合血栓大部分已经被肉芽组织取代。

思考题：

血栓机化有什么积极意义？

8. 肾贫血性梗死 infarction of kidney

病史：A2043

女，20 岁。心悸、气喘 3 年多，下肢浮肿、发热 40 天。尸检诊断：风湿性心瓣膜病——二尖瓣狭窄，并亚急性感染性心内膜炎、肾梗死。

大体标本：

肾切面见被膜下有数个尖端指向肾门，底边平行被膜的类三角形坏死病灶，病灶颜色灰白，其边缘黑褐色。肾表面透过被膜也可以看见不规则形灰白色坏死病灶，其边缘黑褐色。

切片标本：

梗死区呈粉红色，肾小球及肾小管轮廓依稀可辨，但细胞核溶解消失，间质内可见散在的细胞核碎片。梗死区与正常组织交界处血管扩张、充血，可见出血及炎细胞浸润。

思考题：

为什么肾梗死病灶切面上呈尖端指向肾门的三角形状？如果肾梗死发生后患者没有死亡，梗死灶周围及梗死灶本身将如何变化？

9. 脾贫血性梗死 infarction of spleen

病史：

女，36 岁。心悸、气喘 2 年。症状加重伴发热半个月。尸检诊断：二尖瓣狭窄并亚急性感染性心内膜炎及脾梗死。

大体标本：（图 2-7）

脾表面见灰白色、无光泽坏死病灶。切面见同样病灶，病灶略呈三角形，三角形底贴器官被膜，边缘有暗褐色带。

10. 肺出血性梗死 infarction of lung

病史： A1801

女，23 岁。因妊娠高血压症心跳、气喘、下肢浮肿半个月，产后第三天突然心跳加剧、气喘、不能平卧。尸检诊断：产后心脏病并子宫、卵巢静脉血栓形成；肺中、小动脉血栓栓塞并肺出血性梗死。

大体标本：（图 2-8）

肺切面被膜下见一境界清楚的略呈三角形的暗褐色病灶，病灶失去正常肺组织的多孔海绵状结构。相应肺膜表面有较粗糙的纤维素附着。

切片标本：

梗死区肺泡壁结构模糊，肺泡上皮细胞核消失。其所属肺泡腔填满红细胞。梗死灶边缘肺组织充血及中性粒细胞和单核/巨噬细胞浸润。梗死灶以外肺组织普遍淤血水肿。

思考题：

请结合病史演绎 A1801 病例肺出血性梗死发生的病理过程，注意血栓产生的机制、血栓结局及栓子运行途径和对机体的影响。根据所学知识判断肺的淤血水肿与出血性梗死之间的相互关系。

复习思考题

1. 名词解释

充血 淤血 槟榔肝 心力衰竭细胞 肺褐色硬化 血栓形成 血栓 栓子 栓塞 梗死 出血性梗死 贫血性梗死 静脉石 再通

2. 问答题

（1）心力衰竭细胞是如何形成的？
（2）为什么静脉比动脉容易形成血栓？
（3）简述淤血、血栓形成、栓塞、梗死的关系。
（4）肾贫血性梗死与肺出血性梗死病变有何异同？为什么？

（李坤雄）

实习三 炎 症
Inflammation

实 习 内 容

大体标本	组织切片
1. 化脓性脑膜炎	1. 蜂窝织炎性阑尾炎
2. 化脓性胸膜炎	2. 白喉
3. 蜂窝织炎性阑尾炎	3. 纤维素性心包炎
4. 纤维素性心包炎	4. 纤维素性脓性心包炎
5. 纤维素性脓性心包炎	5. 肺脓肿
6. 白喉	6. 肾脓肿
7. 肺脓肿	7. 急性重型肝炎
8. 脑脓肿	8. 宫颈炎性息肉
9. 肾脓肿	9. 机化性胸膜炎
10. 急性重型肝炎	
11. 慢性扁桃体炎	
12. 鼻息肉	
13. 机化性心包炎	
14. 机化性胸膜炎	
15. 肠粘连	
16. 心瓣膜变形	

重 点 要 求

（1）掌握炎症的基本病变。
（2）正确识别炎症渗出的各种成分。
（3）掌握炎症的常见组织学类型及形态特点。
（4）掌握炎症的经过、结局。

实 习 标 本

1. 化脓性脑膜炎 suppurative meningitis

病史：

男，7岁，剧烈头痛、呕吐、昏迷、抽搐三天。检查：颈强直，凯尔尼格征（＋）。腰椎穿刺：脑脊液浑浊呈灰黄色，压力高；脑脊液培养出肺炎链球菌。因脑水肿、脑疝死亡。

大体标本:(图 3-1)

脑膜(蛛网膜和软脑膜)混浊失去光泽。蛛网膜下腔有灰黄色渗出物充填,渗出物较少处可见高度扩张充血的小血管,渗出较多处血管小分支模糊不清;渗出物并可将脑沟填平,使脑沟回结构不清。

切片标本:

镜下见蛛网膜下腔增宽,腔内水肿,并有大量中性粒细胞渗出。

思考题:

此种病变属于化脓性炎症的哪种类型?

2. 化脓性胸膜炎 suppurative pleuritis

病史:

男,3 岁,发热、咳嗽、咳痰、呼吸急促 4 天入院。听诊左肺满布湿性啰音,右肺呼吸音减弱,叩诊浊音。X 线证实右胸腔积液。因呼吸及心功能不全死亡。尸检诊断:支气管肺炎合并右侧脓胸。

大体标本:

肺膜(胸膜脏层)表面覆盖着一层灰黄色脓性渗出物,以肺底部为明显。肺切面可见散在的灰白色炎性病灶(镜下见肺膜明显增厚充血,表面有大量中性粒细胞渗出)。

思考题:

肺膜渗出物是如何形成的?

3. 蜂窝织炎性阑尾炎 phlegmonous appendicitis

病史:S86.3538

男,30 岁。右下腹疼痛逐渐加剧 2 天。查体:体温 38.5℃,白细胞 16.7×10^9/L(16 700/mm³),中性分叶核 82%,右下腹麦氏点明显压痛及反跳痛。

大体标本:

阑尾明显肿大,增粗。浆膜高度充血,并可见表面覆盖灰黄色脓性渗出物,伴暗红色出血点。阑尾腔内亦有脓液潴积;有的阑尾腔内可见蛔虫或其他异物阻塞。

切片标本:(图 3-2)

阑尾各层及系膜均可见大量以中性粒细胞为主的炎细胞弥漫浸润;其中混有少量单核细胞及嗜酸性粒细胞,亦可见少量纤维素渗出。各层组织疏松水肿(尤以浆膜层显著),血管扩张充血。黏膜有部分坏死脱落,腔内有脓性渗出物聚集。

思考题:

除蜂窝织炎外,阑尾会发生脓肿吗?

4. 纤维素性心包炎(绒毛心)fibrinous pericarditis

病史:

男,48 岁,咳嗽、咳痰,气促两年多。全身肌肉酸痛 10 多天,呼气带尿味。NPN 44mmol/L,CO_2 结合率 4.6mmol/L(10.7mg%),蛋白尿(++)。死于慢性肾炎,尿毒症。

大体标本:(图 3-3)

心外膜(心包脏层)表面覆盖一层灰黄色,呈絮状或细丝状的纤维素性渗出物;致使心外膜失去光泽,血管模糊不清。由于心脏不断搏动,把纤维素摩擦、牵拉,形成绒毛状外观(绒毛心)。

切片标本:(图 3-4)

组织大部分为心肌层(由心肌纤维构成),于其一侧可见由结缔组织、脂肪组织、血管等成分构成的心外膜(即心包脏层)。被覆心外膜表面的间皮细胞已消失,代之以一层炎性渗出物。炎性渗出物内层炎细胞较多;外层为红染的纤维素凝块,呈梁索状或片块状,少数呈丝网状,其间有少量炎细胞混杂。

思考题:

如果患者仍存活,渗出的纤维素会发生什么变化?

5. 纤维素性脓性心包炎 fibrinous suppurative pericarditis

病史:A1345

女,28 岁。反复发热、心前区疼痛、胸闷、阻塞感 2 月余,伴心跳、气喘、不能劳动。曾先后三次心包穿刺抽出脓液,培养出葡萄球菌。死于心力衰竭。

大体标本:

心外膜表面粗糙混浊,覆盖一层灰黄色渗出物;渗出物过多积蓄于心包腔,可形成心包积脓(已经流失)。标本局部之心包脏、壁层可见发生机化,粘连。

切片标本:

片内一侧是心肌纤维,一侧是心外膜。心外膜结构已被破坏,被大量炎性渗出物取代。渗出物以丝网状的纤维素及中性粒细胞为主。紧靠心肌处可见程度不等的肉芽组织增生垂直长入渗出物中,部分区渗出物已被肉芽组织取代(机化)。

思考题:

渗出的纤维素为何不被溶解?

6. 白喉 diphtheria

病史:A125

男,3 岁。主诉咳嗽 5 天,气紧、声嘶、喉响 3 天。查:体温 39℃,面色青紫,鼻翼扇动,"三凹现象",咽有白膜。行气管切开术后见气管内充满白膜(白膜送细菌科培养出白喉杆菌)。因呼吸道阻塞窒息死亡。

大体标本:(图 3-5)

会厌、喉、气管黏膜面附着一层灰白色干燥的膜样物(假膜);附着于喉部的假膜牢固,附着于气管的假膜易剥离,呈管状。部分假膜已脱落阻塞气管或支气管。

切片标本:

会厌部(或喉部)黏膜上皮大部分已坏死脱落。坏死组织与渗出的纤维素(嗜酸性、丝网状),中性粒细胞共同构成假膜,直接附着于固有层表面。固有层内炎性充血水肿,伴炎性细胞浸润。

思考题:

假膜性炎常见于什么部位?

7. 肺脓肿 abscess of the lung

病史：A2881

男，3岁。主诉左下肢跌伤后肿痛，流脓，发热，精神差8天入院。查：体温39℃，白细胞 $12×10^9/L(12\ 000/mm^3)$，全身皮肤有散在脓点，脓液培养出金黄色葡萄球菌，X线透视两肺有多个散在阴影。死于脓毒血症。尸检见两肺、心肌、肝、肾、脑等均有小脓肿形成。

大体标本：(图 3-6)

肺切面有一个或多个大小不等的灰白或灰黄色局限性病灶，境界清楚。切面可见形成脓腔，腔内有积脓(有的标本脓液已流失)。慢性经过者，病灶周围有肉芽组织增生，纤维组织包裹，构成"脓肿膜"。

切片标本：(图 3-7)

脓肿处肺组织完全破坏，被大量聚集成堆的中性粒细胞或脓细胞(指变性坏死的中性粒细胞)取代。脓肿与周围组织分界清楚，但尚未形成脓肿膜(急性脓肿)。脓肿周围的肺组织充血、水肿、有炎性渗出。

思考题：

有脓肿膜包裹的脓肿，其脓肿腔还会扩大吗？

8. 脑脓肿 abscess of the brain

病史：A178

女，9岁。右耳反复流脓9年，脓量增多20天，乳突下流脓10多天，发冷发热、头痛呕吐、昏迷4天。血象：白细胞 $20×10^9/L(20\ 550/mm^3)$，中性分叶核90%，死于败血症。

大体标本：

在大脑或小脑切面可见圆形或不规则形的含脓囊腔，腔内可见黏稠的黄白色或黄绿色脓液，与周围分界清楚。患侧脑较健侧肿胀或变形(镜下见脓肿处为一密集的局限性中性粒细胞浸润区，此处脑组织结构完全破坏)。

思考题：

患侧脑为何会肿胀或变形？

9. 肾脓肿 abscess of the kidney

病史：(请参阅肺脓肿 A2881)

大体标本：

肾切面和表面可见数个绿豆至黄豆大小的黄白色病灶，周围可见一暗红色充血出血带，与周围肾组织分界清楚。

切片标本：

脓肿处肾结构完全破坏，被大量聚集成堆的中性粒细胞取代，也有少量单核细胞、淋巴细胞。脓肿边缘处肾间质高度充血伴灶性出血，脓肿膜不明显。切片内肾小管上皮也有浊肿变性。

思考题：

如果脓肿穿破肾盂、肾盏，会发生什么情况？

10. 急性重型肝炎 acute severe hepatitis

病史：A2157

男，5岁。主诉发热、尿黄、眼黄、皮肤黄、伴嗜睡10天，昏迷1天。死于肝功能衰竭（肝昏迷）。

大体标本：（图3-8）

肝体积缩小，重量减轻（重290g）。表面被膜皱缩，质地柔软，边缘锐而薄，尤以右叶显著。切面呈黄绿色或黄褐色，小叶结构不清，有的区域呈红黄相间的斑纹状。

切片标本：

肝细胞大片坏死、崩解，伴各种炎细胞浸润，但以淋巴细胞、单核细胞为主。肝小叶正常结构消失，网状支架塌陷，于汇管区附近有少量肝细胞残存。肝细胞再生现象不明显。

思考题：

该例炎细胞浸润为何以淋巴细胞、单核细胞为主？

11. 慢性扁桃体炎 chronic tonsillitis

病史：

女，20岁。易患感冒，反复咽喉疼痛10余年。查：两侧扁桃体Ⅱ度肿大。

大体标本：

扁桃体明显肥大，呈半球状。表面稍粗糙；切面见扁桃体隐窝加深（镜下见扁桃体淋巴组织明显增生，伴有各种炎细胞浸润）。

思考题：

扁桃体隐窝为何加深？

12. 宫颈息肉 cervical polyp

病史及大体标本：

女，33岁。妇检偶然发现宫颈外口有一黄豆大淡红色肉样新生物，表面光滑，质软，有蒂相连，触之易出血。

切片标本：

息肉表面披覆一层柱状上皮，小区有鳞状化生。上皮下为增生的宫颈腺体，个别腺体因为分泌物潴留呈囊性扩张。间质疏松、充血、水肿，有淋巴细胞、浆细胞浸润，可有纤维组织及血管增生。

思考题：

息肉中为何会出现鳞状化生？有什么意义？

13. 鼻息肉 nasal polyp

病史：

女，29岁。渐进性左鼻塞4年，发现鼻腔肿物突出3个月。检查：肿物有蒂与鼻腔左侧相连，悬入后鼻孔。

大体标本：

肿物灰白色或灰红色，半透明，有一细蒂，表面光滑湿润，质地稍脆（镜下见息肉内为增生的腺体，并因为分泌物潴留而扩张，间质疏松水肿）。

思考题：

除腺体外，鼻息肉还可能含有什么成分？

14. 机化性心包炎(缩窄性心包炎)organized pericarditis(constrictive pericarditis)

病史：A2808

女，13岁。自幼患"心脏病"，经常感冒、咳嗽，近10天来心跳、气紧、咳嗽，不能平卧，双下肢浮肿。死于心功能不全。

大体标本：(图3-9)

心包粗糙，弥漫性增厚变硬，脏、壁层广泛粘连，不能分离。心包腔大部分或完全闭锁消失。

切片标本：(图3-10)

见心外膜呈纤维性增厚，伴玻璃样变，部分区仍有肉芽组织残留。

思考题：

患者出现的下肢浮肿是否属于炎性水肿？

15. 机化性胸膜炎 organized pleuritis

病史：A2347

男，40岁。经常低热、咳嗽、胸痛、呼吸紧促，伴反复浮肿6年。尸检诊断为两肺广泛性胸膜炎，肺心病。死于右心衰竭。

大体标本：

胸膜脏壁层弥漫性增厚、纤维化，互相粘连、无法分离。胸膜腔变狭窄，甚至消失。相应肺组织的切面可见灰白色炎性病灶。

切片标本：

胸膜脏壁层因纤维组织增生而显著增厚，脏壁层间有肉芽组织生长（实为脏壁层间的渗出物被肉芽组织机化），其间有数量不等的慢性炎细胞浸润。相应肺组织充血、水肿，肺泡腔内有炎细胞渗出。

思考题：

你能判断这种胸膜炎最初的组织学类型吗？

16. 肠粘连 ankylenteron

病史：

男，19岁。食欲不振、腹痛、腹胀、腹泻、低热，及贫血、消瘦、乏力半年。腹水(＋)，腹有压痛。死于慢性肠梗阻及全身衰竭。

大体标本：

肠浆膜增厚，粗糙无光泽。肠管弯曲固定，肠管之间广泛紧密粘连，无法分离（镜下见肠浆膜充血，有多少不等的纤维素及各种炎细胞渗出；多数渗出物已被肉芽组织取代，并有明显的纤维组织增生）。

思考题：

请说明肠粘连的形成原因。

17. 心瓣膜变形 valvular deformity

病史： A3013

男，44 岁。反复心慌、咳嗽、气促、发热 3 年。既往曾患过"风湿"，天冷时常有喉痛、发热，关节痛。查：心尖部闻二级收缩期吹风样杂音和舒张期隆隆样杂音。两肺有湿性啰音；腹胀，肝肋下 4cm，两下肢浮肿。死于全心衰竭。

大体标本：

二尖瓣明显增厚、变硬、缩短。瓣口明显狭窄（仅能通过一指或更小）；有的标本呈鱼口状。腱索增粗、变硬、变短或互相粘连融合（镜下见增厚的瓣膜由增生的纤维组织构成，局部有玻璃样变）。

思考题：

你能解释心瓣膜为什么会变形吗？

复习思考题

1. 名词解释

炎症介质　炎性水肿　趋化作用　假膜性炎　蜂窝织炎　脓肿　绒毛心　窦道　瘘管　肉芽肿　菌血症　毒血症　败血症　脓毒败血症　炎性息肉　炎性假瘤

2. 问答题

(1) 炎性渗出物的成分有哪些？各有何作用？有何不利影响？

(2) 渗出性炎症的类型有哪些？各型主要特点是什么？

(3) 炎症介质的主要作用有哪些？

(4) 简述巨噬细胞的吞噬过程。

(5) 脓肿和蜂窝织炎有何不同？脓肿穿破后可引起哪些病变？

3. 分析题

患者，男性，12 岁。两周前左面部生一疖疮，红肿、疼痛，数天后被其母用针扎穿并挤出脓性血液，两天后发生寒战、高热、头痛、呕吐。经治疗未见好转且病情加重，昏迷抽搐而入院。体格检查：营养不良，发育较差，神志不清，体温 39℃，脉搏 140 次/分，呼吸 35 次/分，面部有一 2cm×3cm 的红肿区，有波动感。实验室检查：白细胞总数升高，以中性粒细胞为主，血培养出金黄色葡萄球菌。经抢救治疗无效死亡。

尸检摘要：面部肿胀区切开有黄色黏稠脓液流出。颅腔：大脑左额区局部肿胀饱满，切面脑组织液化坏死，有一 4cm×4cm×5cm 的脓腔，组织切片观察脑组织有坏死，周围脑组织充血水肿，有大量中性粒细胞浸润及少量肉芽组织增生。

请问：

(1) 本例的病理诊断是什么？

(2) 脑部病变是怎样引起的？

(3) 死亡原因是什么？

（李　萍）

实习四 肿 瘤
Tumor

实 习 内 容

大体标本	组织切片
1. 皮肤乳头状瘤	1. 子宫平滑肌瘤
2. 乳腺纤维腺瘤	2. 子宫平滑肌肉瘤
3. 甲状腺瘤	3. 乳头状瘤
4. 脂肪瘤	4. 高分化鳞状细胞癌
5. 卵巢黏液性囊腺瘤	5. 淋巴结转移癌
6. 肠息肉性腺瘤	6. 结肠腺癌
7. 子宫平滑肌瘤	7. 甲状腺癌
8. 足跟皮肤鳞癌	8. 宫颈原位癌
9. 阴茎癌	
10. 子宫颈癌	
11. 结肠癌	
12. 乳腺癌	
13. 脂肪肉瘤	
14. 纤维肉瘤	
15. 骨肉瘤	
16. 恶性淋巴瘤	
17. 子宫绒毛膜上皮癌	
18. 皮肤恶性黑色素瘤	
19. 卵巢畸胎瘤	
20. 肺转移瘤(骨肉瘤肺转移)	
21. 肺转移瘤(绒癌转移)	

重 点 要 求

（1）掌握肿瘤的概念、一般形态结构、异型性、生长与扩散、良性与恶性肿瘤的区别。

（2）熟悉肿瘤性增生与非肿瘤性增生、癌与肉瘤的区别，肿瘤的命名原则与分类，常见各类型肿瘤的好发部位与形态特点，癌前病变与原位癌的概念。

（3）了解肿瘤的病因和常用的检查方法。

实 习 标 本

第一组标本　发生于皮肤或黏膜表面的肿瘤：注意从肿瘤的形态、结构、继发改变以及底部有无浸润(原有结构是否破坏)等方面观察,掌握该部位良、恶性肿瘤的形态特点。

1. 皮肤乳头状瘤 papiloma of skin

病史:

男性,66 岁。发现面部肿物 10 多天。检查见眶下缘皮肤有一花生米大肿物,表面呈菜花状。做局部肿物切除。

大体标本:(图 4-1)

肿物呈外生性生长,突出于皮肤表面外观如桑葚状,灰红或灰白色。切面呈多个乳头状突起,有小蒂与皮肤相连。

切片标本:(图 4-2)

肿瘤的实质为增生的鳞状上皮,向表面形成多级分支的乳头状突起。瘤细胞层次增多,体积较大,胞质及细胞核较为深染,但细胞形态无多形性,从基底部到表面的细胞排列顺序与正常鳞状上皮一致,无病理性核分裂象。基膜完整。间质位于乳头轴心,为毛细血管和纤维结缔组织。

思考题:

该肿瘤的异型性如何表现?

2. 足跟皮肤鳞状细胞癌 squamous cell carcinoma of heel skin

病史:

男性,39 岁。18 年前左踝部外伤,经一年多治愈,局部留下瘢痕。去年不慎撞伤瘢痕处,逐渐溃烂并发展成菜花状肿物,有恶臭。

大体标本:(图 4-3)

足跟部有一巨大溃疡,边缘不整齐,底部凹凸不平,灰白色如山岩状,溃疡边缘隆起。

切片标本:(图 4-4)

鳞状细胞异常增生形成境界清楚的巢状结构,破坏、浸润皮肤及皮下组织。癌巢外层细胞似棘细胞,胞体大,多边形,部分细胞间可见细胞间桥;愈向内细胞逐渐变扁,胞质嗜酸性增强,似角化层;有些癌巢中间可见角化珠形成。间质大量炎细胞浸润。

思考题:

与乳头状瘤相比,该例异型性表现在哪里?该肿瘤以何种方式生长?对机体有哪些影响?

3. 阴茎癌 squamous cell carcinoma of penis

病史:

男性,47 岁。3 年前于龟头沟发现一黄豆大硬结,逐渐增大,溃烂。入院检查见龟头部已溃烂,有菜花状肿物生长,有腥臭黄色脓液。两侧腹股沟淋巴结如鸽蛋大,硬、固定。自幼包皮过长。

大体标本:(图 4-5)

阴茎龟头明显肿胀,结构破坏,表面高低不平似菜花状,质地坚实。切面灰白、粗糙。肿瘤向海绵体浸润性生长,与正常组织分界不清。

思考题：

该例镜下最可能的肿瘤类型是什么？腹股沟淋巴结肿大与阴茎病变有何关系？

4. 子宫颈癌 cervical carcinoma

病史：

女性，49岁。白带多、腥臭4个月，最近转为血性分泌物，并有接触性出血。检查见宫颈外口呈菜花状，触之易出血。阴道后穹隆消失。涂片发现异形细胞。

大体标本：（图4-6）

子宫颈肿胀，明显增大，表面凹凸不平，有糜烂及溃疡形成。切面肿瘤呈灰白色，粗糙，向上浸润宫颈管，与正常组织分界不清（镜下为鳞状细胞癌）。

5. 结肠息肉状腺瘤（病）adenoma of colon

病史：

女性，24岁。大便带鲜血2个月。就诊当天血便后有龙眼大的肉团脱出，无其他不适。乙状结肠镜检见全段大肠肠壁有多个龙眼大的肿物隆起，有细蒂。

大体标本：（图4-7）

肠壁黏膜面有多个息肉状肿物突起，有细蒂与黏膜相连，可活动。周围肠黏膜及肠壁正常。

切片标本：

肿瘤性腺体大小不等，基膜完整；上皮细胞数目及层次增多，胞质内黏液减少或消失；核较大，长杆状，无明显多形性，极性一致，核分裂象少。蒂部无肿瘤浸润。

思考题：

试用病变解释其临床表现。该患者如不治疗，可能会出现什么后果？为什么？

6. 结（直）肠癌 adenocarcinoma of large intestine

病史：

男性，59岁。便秘、腹泻、大便带血半年。直肠指检发现直肠肠腔不规则，肠壁增厚、僵硬。

大体标本：（图4-8）

直肠黏膜皱襞消失，表面坏死，出现巨大溃疡，溃疡底部凹凸不平，边缘不整齐，肠壁厚，正常层次消失，可见灰白色肿瘤组织浸润生长。

切片标本：（图4-9）

癌组织呈形状、大小极不规则的腺样结构（癌巢），于黏膜下层及肌层内浸润生长、破坏局部组织结构。癌细胞核大浓染，单层或多层排列，极性紊乱，可见核分裂象。

思考题：

发生在黏膜的肿瘤均可有外生性生长，怎样从形态及行为上区别其良、恶性？根据该病例分析恶性肿瘤对机体的影响。

第二组标本 发生于深部组织或实质器官内部的肿瘤：注意从肿瘤的形状、边界、有无包膜(生长方式)、继发改变、有无侵犯毗邻器官等方面观察,还须注意器官周围有无淋巴结肿大、血管内有无瘤栓等,结合显微镜下结构,判断肿瘤的性质。

7. 子宫平滑肌瘤 leiomyoma of uterus

病史:

女性,45 岁。月经过多 1 年。检查见子宫增大如 3 个月妊娠,表面不平但无粘连,活动尚好,宫颈及双侧附件正常。

大体标本:(图 4-10)

子宫体明显增大,切面见黏膜下层、肌层及浆膜下层有多个大小不等的结节(有的标本为位于肌层内的一个大球形结节),结节境界清楚,圆形或椭圆形,切面灰白,肌纤维编织状或漩涡状。周围正常平滑肌组织受压萎缩。

切片标本:(图 4-11)

瘤细胞形态一致,与正常平滑肌细胞相似;但呈编织状或漩涡状排列,瘤细胞长梭形,核呈长杆状,胞质较正常平滑肌细胞少,不见核分裂象。

8. 脂肪瘤 lipoma

病史:

女性,46。无意中发现右大腿内侧无痛性肿物 5 年。检查见肿物位于皮下约拳头大,活动、质软,与周围组织无粘连,无压痛。表面皮肤无异常。

大体标本:

肿物呈分叶状,有完整包膜,黄色,质软,油腻感(镜下肿瘤实质为分化成熟的脂肪组织)。

9. 乳腺纤维腺瘤 fibroadenoma of breast

病史:

女性,18 岁。偶然发现左乳房外上部板栗大肿物 8 个月,无不适。检查见肿物与周围无粘连,可推动。腋窝淋巴结不大。

大体标本:

肿物圆形,略呈分叶状,包膜完整,质坚实。切面灰白色,有编织状结构,有的还可见到裂隙(镜下见肿瘤实质由增生的腺管和纤维组织两部分构成)。

10. 甲状腺腺瘤 adenoma of thyroid gland

病史:

女性,38 岁。发现左颈前肿块 10 个月,肿物可随吞咽上下移动,正卧位时有压迫感。检查见左甲状腺下部有鸡蛋大肿物,境界清楚,易分离摘除。

大体标本:(图 4-12)

肿物类圆形,境界清楚有完整包膜,切面棕黄色,可见扩大的滤泡腔内含半透明胶质,有时可见灶性出血和囊性变。

切片标本:(图 4-13)

肿瘤包膜完整,组织结构与包膜外甲状腺组织不同。实质部分是由不同发育程度的滤泡构成,有些以小滤泡为主,胶质含量少,也可见部分大而充满胶质的滤泡。

11. 卵巢黏液性囊腺瘤 mucinous cystadenoma of ovary

病史:

女性,29 岁。发现下腹部无痛性肿物 8 个月,伴下坠感,余无异常。检查见左附件肿物 20cm×30cm,无粘连,可推动,并略有波动感,与子宫有明显分界。

大体标本:(图 4-14)

肿物椭圆形,包膜完整,切面呈多囊状,囊壁光滑,囊内为灰白色半透明果冻样物,如伴出血则呈棕褐色。卵巢原组织结构被压迫已萎缩、消失(镜下见囊壁被覆分泌黏液的单层上皮)。

12. 乳腺癌 adenocarcinoma of breast

病史:

女性,42 岁。左乳房包块 2 年余。最初发现包块如龙眼大,质硬,可活动,无压痛,后快速增大。检查:左乳房包块质硬,境界不清,与皮肤及胸壁肌肉粘连不易推动,有压痛。肿块表面皮肤橘皮状,乳头下陷。左腋窝淋巴结如板栗大,质硬。

大体标本:

乳头下陷,周围皮肤呈橘皮状外观;切面乳腺正常结构被破坏,代之以不规则形灰白色肿物,切面质实,较粗糙。边缘部分可见其如树根状侵入周围脂肪组织及胸壁横纹肌(镜下为低分化腺癌,癌巢呈片状、索状浸润性生长,无腺腔形成)。

思考题:

乳腺癌与乳腺纤维腺瘤形态有何不同,其对机体局部和全身有何影响?

13. 肺癌 squamous cell carcinoma of lung

病史:

男性,54 岁。咳嗽、咳血丝痰半年,左胸痛、气紧 2 个月。有近 40 年吸烟史。检查见气管右移,左胸廓肿胀隆起,左胸叩诊实音,呼吸音减弱,X 线胸片左肺门大片阴影。

大体标本:

切面上见肺门处支气管管壁破坏,管腔内有肿物堵塞,肿瘤向管外肺组织生长形成巨大灰白色、粗糙的瘤块,与周围组织分界不清。有的标本可见肺门或气管权淋巴结肿大并互相融合(镜下为低分化鳞状细胞癌)。

思考题:

结合病变分析该患者的临床表现。

第三组标本 注意观察肉瘤的形态特点:肿瘤形状、大小、边界、质地以及组织结构均与癌有所不同。

14. 横纹肌肉瘤 rhabdomyosarcoma of forearm

病史:

男性,4 岁。前臂肿物 9 个月。检查见肿物分叶状,境界较清楚,和皮肤无明显粘连。

大体标本：

前臂软组织肿物分叶状,小区有假包膜。切面灰红色,均匀细腻如鱼肉状,质较软。

切片标本：

肿瘤实质与间质分界不清,瘤细胞丰富,具有明显多形性,部分分化较好的细胞呈短梭形,作编织状排列,胞质色红似正常横纹肌,偶可见胞质内横纹;大部分瘤细胞异型性明显,呈圆锥形、三角形、球拍形、蝌蚪状、带状等,细胞核大形态怪异,可见瘤巨细胞,核分裂象多。肿瘤间质少,位于瘤细胞之间,主要由毛细血管构成。

思考题：

从眼观及镜观形态说明癌与肉瘤的区别。

15. 脂肪肉瘤 liposarcoma

病史：

女性,56 岁。上腹胀痛 2 个月,发现右上腹肿块 20 多天。检查见右上腹肿块儿头大,剖腹探察见肿块来自后腹腔,广泛粘连不能切除,不久死亡。尸检见肿瘤直接侵犯右肾、右肾上腺、肝、升结肠和横膈,血行转移到肺。

大体标本：

肿瘤切面灰红色,均匀细腻如鱼肉状,部分区有假包膜(镜下见瘤细胞弥漫分布,明显间变,有多核瘤巨细胞,胞质内有少量脂滴)。

思考题：

脂肪肉瘤与脂肪瘤有何不同?

16. 纤维肉瘤 fibrosarcoma

病史：

男性,28 岁。3 年前发现左大腿中部有一鸡蛋大肿物,无痛。近半年迅速增大。检查见肿物硬,和皮肤无粘连但与周围组织有粘连,摄 X 线片证明肿物与骨无关。

大体标本：

肿瘤大,卵圆形,小区有假包膜。切面灰白、灰红色,均匀细致,部分区呈编织状排列,局部有出血、坏死(镜下瘤细胞弥漫分布,瘤细胞核长梭形,明显异型)。

17. 骨肉瘤 osteosarcoma

病史：

男性,16 岁。左胫骨上段肿胀、疼痛 3 个月。X 线示胫骨上段肿物,骨质有破坏。

大体标本：(图 4-15)

胫骨上段近膝关节处巨大梭形肿块,切面呈灰白色,质地均匀,局部有坏死。肿瘤侵犯骨皮质、骨髓腔以及周围软组织(切片见肿瘤细胞弥漫分布,无巢状结构,瘤细胞明显异型,有瘤巨细胞,易见病理性核分裂象;瘤细胞间可见红染条索状骨样组织——肿瘤性骨小梁)。

第四组标本　转移瘤：注意从肿瘤数目、形状、大小以及所在器官的位置观察转移瘤特点。

18. 淋巴结转移癌 secondary adenocarcinoma of lymph node

病史：

男性,62岁。反复上腹部疼痛10余年,近半年来症状加重并有消瘦、贫血。检查见左锁骨上淋巴结肿大,质硬。

大体标本：

淋巴结肿大,互相粘连融合。切面灰白色,质地均匀,较硬。取较小的淋巴结做切片。

切片标本：(图4-16)

淋巴结结构部分破坏,由癌组织所取代。肿瘤组织呈巢状,主要分布在边窦及髓窦内,部分区可见异型腺管。有些切片的被膜下淋巴管内可见癌栓。

思考题：

分析该患者原发肿瘤位于何处？组织学类型是什么？经何途径引起该淋巴结转移癌？进一步发展还可引起哪些器官的病变？

19. 肺转移瘤(骨肉瘤肺转移)secondary tumor of lungs

病史：

男性,16岁。1年前出现右大腿疼痛伴局部肿胀。经检查确诊右股骨下段骨肉瘤行截肢术。出院后5个月出现胸痛、咳嗽、咯血,实验室检查血清碱性磷酸酶升高。胸部X线检查见多发性、圆形块影。

大体标本：(图4-17)

肺中部及边缘部有多个圆形结节,大小相近,境界较清楚。切面灰白色,有的结节中还有出血坏死(镜下见异型明显的肿瘤细胞,并有肿瘤性骨小梁形成)。

思考题：

转移瘤的特点是什么？

第五组标本 其他常见肿瘤。

20. 卵巢畸胎瘤 teratoma of ovary

病史：

女性,29岁。一年前无意发现右下腹肿块,偶有坠胀感。手术见右附件肿物如足球大,表面光滑,囊性。与子宫无粘连。

大体标本：(图4-18)

卵巢原组织结构已萎缩消失,被肿瘤所取代。肿瘤呈囊性,包膜光滑、完整,切面见囊壁厚薄不一,囊内充满油脂、毛发团,可见软骨及牙齿等组织(镜下见囊壁内有表皮及皮脂腺、毛囊、纤毛柱状上皮、软骨及少量幼稚神经组织)。

思考题：

该肿瘤为何包含多胚层组织？

复习思考题

1. 名词解释

异型性　间变　癌前病变　原位癌　癌　肉瘤　转移瘤　种植性转移　畸胎瘤
癌基因　肿瘤抑制基因　副肿瘤综合征

2. 问答题

(1) 以足跟鳞状细胞癌和皮肤乳头状瘤为例,说明良、恶性肿瘤的区别。

(2) 以胃癌为例说明恶性肿瘤扩散的特点。

(3) 肿瘤性增生与炎性增生有何区别?

(4) 什么叫异型性? 请举例说明。

3. 分析题

某男,45 岁。间歇性腹泻、便血半年。现消瘦、贫血、咳嗽、腹胀。体检时见肝脏肿大,左下腹部可扪及包块。X 线摄片见肺部多发性阴影。分析该患者可能患何病。并用学过的病理学知识分析各器官病变的相互关系。

(顾永耀)

实习五　心血管系统疾病
Diseases of Cardiovascular System

实 习 内 容

大体标本	组织切片
1. 急性风湿性心内膜炎	1. 风湿性心肌炎
2. 风湿性心包炎	2. 高血压病固缩肾
3. 慢性风湿性心瓣膜病	3. 冠状动脉粥样硬化
(1) 二尖瓣狭窄兼关闭不全	4. 主动脉粥样硬化
(2) 主动脉瓣狭窄兼关闭不全	
4. 慢性肺淤血	
5. 慢性肝淤血	
6. 急性细菌性心内膜炎	
7. 亚急性细菌性心内膜炎	
8. 高血压病心脏	
9. 高血压病脑出血	
10. 高血压病固缩肾	
11. 主动脉粥样硬化	
12. 冠状动脉粥样硬化	
13. 脑动脉粥样硬化	
14. 充血性心肌病	

重 点 要 求

(1) 掌握动脉粥样硬化的基本病变,冠心病的病变及后果。
(2) 掌握高血压病各期的病变及后果。
(3) 掌握风湿病的基本病变,急、慢性风湿性心脏病的病变及后果。
(4) 掌握亚急性细菌性心内膜炎的病变及后果。

实 习 标 本

1. 急性风湿性心内膜炎(疣状心内膜炎)acute rheumatic endocarditis

病史: A2658

男,14 岁。咳嗽、咽痛、发热伴四肢游走性关节肿痛 1 月余,心悸、气喘、不能平卧,下肢浮肿 4 天入院。死于风湿性全心炎并心力衰竭。

大体标本：(图 5-1)

二尖瓣(主动脉瓣或三尖瓣)轻度肿胀,瓣膜闭锁缘上有单行排列的串珠状赘生物(直径 1mm 左右)。赘生物灰白色、光滑、呈疣状突起,粘附牢固,有时在腱索上也有同样赘生物(镜下观赘生物为血小板和纤维素构成的白色血栓)。

思考题：

心内膜炎为什么会在瓣膜上形成血栓?

2. 风湿性心包炎 rheumatic pericarditis

病史：A2458

男,9 岁。反复发热咳嗽 3 周后出现胸痛、气喘,不能平卧,面唇青紫、颈静脉显露,下肢浮肿。检查两肺满布水泡音,心率每分 130 次、心界扩大、心前区闻及心包摩擦音,肝肋下 4cm,死于风湿性心肌炎并心力衰竭。

大体标本：(图 3-3)

心包腔积液已流失(心包已剪开),心包膜粗糙、混浊,血管模糊不清,在心外膜,渗出物较多时形成绒毛状。有的标本渗出物已发生机化,心包脏、壁层已有部分粘连(镜下见心包表面有大量纤维素沉着及炎细胞浸润)。

思考题：

如该患者未死亡,分析其心外膜渗出物的结局。

3. 风湿性心肌炎 rheumatic myocarditis

病史：(参考 A2458)

切片标本：(图 5-2)

心肌间质水肿、有散在炎症细胞浸润,于心肌间质或心内、外膜下,特别是血管旁可见细胞群集构成结节状病灶,此即风湿小体。典型小体中心为纤维素样坏死物,周围是体积肥大、胞质丰富、略嗜碱性、核圆形或卵圆形、单核或多核的风湿细胞。典型的风湿细胞核内染色质聚集在中央呈毛虫状(纵切面)或枭眼状(横切面),小体周围尚有少量单核细胞、淋巴细胞和浆细胞浸润(注意较晚期的风湿小体,风湿细胞呈梭形、胶原增多、趋向纤维化)。

思考题：

风湿小体的形成与心瓣膜病变之间有什么联系?

4. 二尖瓣狭窄兼关闭不全 mitral stenosis and insufficiency

病史：

男,34 岁。反复心慌、气喘、咳嗽(有时痰带血丝),下肢浮肿 5 年,再次发作 2 个月入院。检查两肺满布湿性啰音、肝大肋下 4 指,心尖部闻收缩期、舒张期杂音。死于全心衰竭。患者幼年时常患感冒及关节肿痛。

大体标本：(图 5-3)

(1)于左心房处做横断面的心脏:心脏体积增大、心肌肥厚,二尖瓣口高度狭窄,呈鱼口状或漏斗状,仅能通过一指或更小(正常时可通过两指),瓣膜明显增厚、变硬、缩短、变形,瓣叶间粘连、固定、无法闭合。二尖瓣以狭窄为主时,心房呈高度扩张状态。

（2）沿血流方向纵切的心脏：二尖瓣明显增厚、缩短，瓣叶间粘连，腱索普遍增粗、变硬、缩短、互相融合（有的标本腱索已融合到瓣膜上）。左、右房室均有不同程度扩张（肉柱变扁平），心肌肥厚（乳头肌肥大）（镜下见瓣膜纤维组织增生、胶原化、透明变性或伴钙盐沉着）。

5. 主动脉瓣狭窄兼关闭不全 aortic stenosis and insufficiency

病史：A2078

男，27 岁。劳累后心跳、气喘 9 年，尿少、纳差，下肢浮肿 1 周入院。检查心界向左下扩大，主动脉瓣区闻粗糙杂音。

大体标本：

3 个半月瓣均明显增厚、缩短或卷曲，质地变硬、瓣叶间粘连。左室壁显著肥厚（超过 1cm 以上），左心腔明显扩张。

6. 慢性肺淤血（棕色肺硬变）chronic pulmonary congestion

详见实习二。

7. 慢性肝淤血（槟榔肝）chronic hepatic congestion

详见实习二。

8. 亚急性细菌性心内膜炎 subacute infective endocartitis

病史：A188

男，28 岁。反复发热、心跳气喘、下肢浮肿 5 个月入院。入院后第三天突然腹痛、烦躁、休克，抢救无效死亡。尸检诊断为亚急性细菌性心内膜炎伴回肠下段出血性梗死（坏死肠段长达 150cm）。

大体标本：（图 5-4）

二尖瓣或主动脉瓣瓣膜增厚、变硬，在迎血面有大小不均、分布不规则的赘生物。赘生物呈褐色、灰棕色，粗糙、松脆、易脱落，如绿豆或黄豆大，有的瓣膜有破溃（镜下见赘生物由纤维素、血小板、坏死组织及菌落构成）。

思考题：

该标本除亚急性细菌性心内膜炎外，还可观察到哪些病变？这些病变之间的关系如何？

9. 急性细菌性心内膜炎 acute infective endocartitis

此型心内膜炎常发生在原来正常的瓣膜，赘生物肉眼形态与亚急性细菌性心内膜炎相似。

10. 高血压病心脏 hypertensive heart disease

病史：A3061

男，47 岁，身高 162cm。较肥胖、嗜咸食，有高血压病史 13 年，近两年常感头晕、头痛、心悸，检查血压增高到 170/110mmHg（22.7/14.7kPa）。

大体标本：

心脏体积明显增大、重量增加（500g↑），左心室心肌厚度 1.5～1.8cm，乳头肌和肉柱粗而圆,左心腔无明显扩张(失代偿期标本左心腔可有扩张)。右心室及各瓣膜均正常。部分标本可见主动脉及冠状动脉有粥样硬化病变。

思考题:

高血压病心脏和心瓣膜病心脏的病变有哪些不同?为什么会有这些不同?

11. 高血压病脑出血 heamorrhage in brain

病史:A2048

男,69 岁。平素有高血压,血压在 170/110mmHg(22.7/14.7kPa)左右,某天早上被发现昏迷在床。脑脊液检查有红细胞,死于大范围脑出血。

大体标本:(图 5-5)

两侧大脑半球不对称,患侧增大、变形,脑回增宽变平。大脑切面见丘脑、内囊部及豆状核区有大范围出血,形成血肿,该处脑组织破坏形成不规则囊腔,内为血凝块。有的标本可见侧脑室穿破,侧脑室内亦有血凝块。

12. 高血压病固缩肾 primary granular atrophy of the kidney

病史:A1499

男,44 岁。有高血压病史 8 年。4 年前反复出现眼睑及下肢浮肿、尿少,病情逐日加重,最后死于肾功能衰竭。尸检见左、右肾萎缩,分别重 77g 和 75g。

大体标本:(图 5-6)

两肾体积呈弥漫对称性缩小,重量减轻,质地变硬,表面凹凸不平呈均匀细颗粒状(被膜已被剥离),切面肾皮质变薄(正常肾皮质厚约 0.5cm),皮、髓质分界不甚清楚。

切片标本:(图 5-7)

肾小球入球小动脉透明变性,管壁增厚,肾间质小动脉内膜也增厚,管腔狭窄。部分肾小球明显萎缩、纤维化或玻璃样变,相应的肾小管也萎缩变小或消失,被纤维组织取代。相对正常的肾小球、肾小管呈代偿性扩张肥大。

思考题:

该病变本质是萎缩吗?为什么?

13. 主动脉粥样硬化 atherosclerosis

病史:(参考冠状动脉粥样硬化 A2490)

大体标本:(图 5-8)

标本为剪开的胸主动脉或腹主动脉,内膜粗糙凹凸不平,随病变轻重不同可见以下几个改变:

(1) 脂点、脂纹:灰黄色斑点、斑块,平坦或稍有隆起。

(2) 纤维性斑块:灰白色隆起斑、呈蜡滴状,表面光滑,质地较硬。

(3) 粥样斑块:灰黄色粥糜样,有破溃或钙化。

以上病变分布不规则,但在血管分支开口处较明显。

切片标本:(图 5-9)

主动脉内膜隆起,表面为增生、玻璃样变的纤维组织,其下方为无结构的坏死组织,内见多量针形的胆固醇结晶(制片时胆固醇被酒精溶解而留下的空隙),并见泡沫状细胞及少量蓝色的钙盐。

14. 冠状动脉粥样硬化 coronary atherosclerosis

病史:A2490

男,30 岁。生前平素"健康",死前 10 多天自觉心前区不适,于某日午夜在睡眠中突然发出叫声猝死。尸检见左冠状动脉前降支严重粥样硬化,阻塞 75% 以上,死于心肌严重缺血。

大体标本:

从心外膜脂肪结缔组织内的冠状动脉横断面观察,动脉内膜一侧呈灰黄色半月形增厚,管腔狭窄。有的病例合并血栓形成或斑块内出血时,冠状动脉完全阻塞。

切片标本:(图 5-10)

冠状动脉内膜增厚,向腔内呈半月形隆起,隆起的内膜中有纤维组织增生,局部有玻璃样变,斑块深部可见较多分散或成堆的泡沫状细胞及针形的胆固醇结晶,并可出现钙盐沉积。有的切片可见管腔内有血栓形成。

15. 脑动脉粥样硬化 cerebral atherosclerosis

病史:A2754

女,64。头晕,精神呆滞,两下肢发麻,走路不稳月余,须手杖支持方能步行。昏迷不省人事、大小便失禁 4 天,死于全身衰竭。

大体标本:(图 5-11)

先辨认出脑底动脉各支,特别要注意大脑中动脉及基底动脉。从外表看病变的动脉弯曲,变硬,有成串或散在的黄白色斑块、不透明。切面内膜呈不规则增厚,斑块分布不均匀,内腔变窄。

16. 扩张型心肌病 dilated cardiomyophty

病史:A2212

男,42 岁。心跳气喘 2 年,近日加重入院。检查患者端坐呼吸,口唇青紫,胸透示心脏向两侧扩大,心音低钝,肝大肋下 2cm,腹水(+)。

大体标本:

心脏体积明显增大,重量增加(重达 450~500g),心尖部钝圆,外形近球形。左右房室肌均有轻至中度肥厚,扩张较为明显,肉柱及乳头肌变扁平,有的标本可见心室或心耳有附壁血栓形成。各瓣口及瓣膜无异常改变,腱索无异常,冠状动脉各支多个切面亦无粥样硬化斑(镜下见心肌广泛变性、灶性坏死及纤维组织增生)。

复习思考题

1. 名词解释

风湿小体　心瓣膜病　室壁瘤　原发性固缩肾　附壁血栓　心肌梗死　心肌病

2. 问答题

（1）哪些疾病可导致左心腔内形成血栓？叙述其产生的原因、形态及影响。

（2）简要比较风湿性心内膜炎与亚急性细菌性心内膜炎赘生物的不同。

（3）心肌梗死的原因有哪些？此种梗死可有哪些合并症与后果？

（4）急性风湿性心内膜炎是如何形成慢性瓣膜病的？

（5）慢性风湿性心瓣膜病时，二尖瓣及其腱索各有什么变化？对瓣膜功能有何影响？心脏各房室有哪些改变（主要指形态上）？

（6）缓进型高血压动脉系统有何病变？如何用这些病变来解释心、肾、脑病理变化？

3. 分析题

（1）男，30岁。上腹心窝部疼痛不适2年多，钡餐证实为胃溃疡病，入院当日在打篮球中途心窝部疼痛发作急诊入院，检查：体温36℃，心率82次/分，血压120/80mmHg，心界不大，无杂音，肝脾不大，按溃疡病治疗无效，入院当日晚11点，患者入厕，忽然跌倒在地，抢救无效死亡。试分析其死亡原因。

（2）男，61岁。退休前发现血压155/105mmHg，退休后迷于电脑，发病时正在玩电脑，孙儿趋前关掉电脑，当即生气大叫"气死我了"，后倒地，急诊入院，神志不清，抢救无效死亡。其可能死于何原因？

（潘红波）

实习六　呼吸系统疾病
Diseases of Respiratory System

实 习 内 容

大体标本	组织切片
1. 支气管扩张症	1. 大叶性肺炎
2. 慢性阻塞性肺气肿	2. 小叶性肺炎
3. 大叶性肺炎	3. 慢性阻塞性肺气肿
4. 小叶性肺炎	4. 矽肺
5. 肺心病	5. 鼻咽癌
6. 矽肺	6. 肺鳞癌
7. 肺癌	

重 点 要 求

（1）掌握慢性支气管炎、肺气肿、肺心病的病变特点、发病机制及它们的相互关系。
（2）掌握大叶性肺炎和小叶性肺炎的病变特点及临床病理联系。
（3）掌握矽肺、鼻咽癌、肺癌的病理特点。

实 习 标 本

1. 大叶性肺炎 lobar pneumonias

病史：A2073

男，38 岁。因"感冒"畏寒、发热、气紧半天入院。查体：高热，呼吸、脉搏加快，血压下降，白细胞增高。右胸有呼吸摩擦音，叩诊实音。抢救无效死亡。尸检诊断：大叶性肺炎。

大体标本：（图 6-1）

病变肺叶增大、饱满、被膜紧张并有少量纤维素附着。病变肺叶切面致密、粗糙、海绵状结构消失，颜色灰黄、灰白色。

切片标本：（图 6-2）

肺泡壁贫血。肺泡腔充满纤维素，纤维素束穿越肺泡间孔相互连结；纤维素网眼中有少量中性粒细胞。胸膜表面附着少量纤维素及中性粒细胞。

思考题：

该大叶性肺炎病变处于哪一期？处于灰色肝样变期的大叶性肺炎患者痰液与原来有何

不同？为什么？

2. 小叶性肺炎 bronchopneumonia

病史：A457

女，2 岁。3 天前开始发热、咳嗽、流涕。查体：呼吸急促，精神差，口唇发绀、鼻翼扇动，两肺布满湿啰音。血白细胞增多。

大体标本：（图 6-3）

肺表面及切面均见散在分布的灰黄色病灶。病灶边界不清，部分病灶中央可见一细支气管。病灶范围约为一个肺小叶大小，但常见相互融合情况。下肺病变特重。

切片标本：（图 6-4）

病变呈灶状分布，也可融合成大片状。病灶处可见细支气管壁、肺泡壁溶解崩溃（即变质性改变），及大量以中性粒细胞为主的炎症细胞浸润于肺实质和间质（即渗出性改变）。病灶中央可见化脓破坏的细支气管。病灶周围肺组织充血、水肿、代偿性肺气肿或肺不张。

思考题：

小叶性肺炎镜下改变与大叶性肺炎有何不同？

3. 肺气肿 emphysema

病史：A663

男，34 岁。常年有气喘。本次因咳嗽、气喘、不能平卧 3 天入院。体检：呼吸 36 次/分（正常 16～20 次/分）；桶状胸；听诊双肺满布哮鸣音；叩诊双肺高清音。尸检诊断：慢性阻塞性肺气肿。

大体标本：（图 6-5）

肺体积增大，颜色变浅、灰白，边缘钝圆。切面肺组织过度疏松，可见大小不等的囊泡或肺大泡。

切片标本：（图 6-6）

肺泡腔扩大、变圆。肺泡壁变薄，贫血，并可见断裂消失致相邻肺泡腔融合形成较大囊腔。

思考题：

何为慢性阻塞性肺疾病？

4. 支气管扩张症 bronchiectasis

病史：

男，21 岁。4 岁患麻疹后反复咳嗽、咳痰 13 年。痰量多时达 1 碗/天，呈腥臭脓痰。并有间断咯血 5 年，血量数口到一杯。尸检诊断：支气管扩张症。

大体标本：（图 6-7）

病变肺切面见囊状或圆柱状扩张的支气管，肺切面可呈蜂窝状。病变的支气管腔面粗糙，管壁增厚，直达肺膜下。扩张的支气管周围肺组织有肺气肿、肺不张或小叶性肺炎病灶。

思考题：

支扩患者为什么常年咳嗽、咳脓痰，甚至咯血？

5. 矽肺 silicosis

病史：

男，30 岁。5 年锡矿钻工工龄。咳嗽、呼吸困难、不能劳动半年。查体：全身青紫，鼻翼扇动、呼吸急促。胸片见两肺布满索状阴影。尸检诊断：矽肺。

大体标本：

肺体积增大、变重、变硬。肺膜纤维性增厚。切面全肺质地致密，满布灰白色直径 3～5mm 的小结节，部分区可见融合形成较大结节。结节间肺组织有纤维化或肺气肿病变。肺门淋巴结肿大并有灰白色小结节。

切片标本：（图 6-8）

肺组织中硅结节主要为呈同心圆状排列、并伴玻璃样变的胶原纤维组成的纤维性结节。结节中央见管壁增厚的小血管，边缘有较多的单核细胞、淋巴细胞浸润。其余肺组织有纤维化及肺气肿改变。

思考题：

矽肺患者呼吸困难、劳动能力下降的病理基础是什么？

6. 肺源性心脏病 cor pulmonale

病史： A2578

女，41 岁。反复咳嗽、气喘 9 年，近两年来加重。半年来出现浮肿。查体：半卧体位，全身浮肿，口唇发绀，颈静脉怒张，两肺底闻及湿啰音。腹水（＋＋）。

大体标本：（图 6-9）

心脏体积增大，外观呈球形，重量增加。肺动脉圆锥部隆起。切面见右心室肌壁较正常增厚（大于 0.5cm），右室乳头肌及肉柱增粗，右心腔明显扩张。各瓣膜无异常。

思考题：

我们学习过的哪些疾病可以合并肺心病，如何引起？

7. 鼻咽癌 nasopharyngeal carcinoma

病史： A1669

男，43 岁。左颈部进行性肿大 2～3 个月。查体：双侧颈部淋巴结如拳头大、质地硬、固定。鼻咽顶部有结节状肿物。左眼外展障碍，视力差。

大体标本：

鼻咽顶部见板栗大小灰白色隆起的肿物一个。肿物表面破溃，有炎性渗出物附着。

切片标本：

黏膜上皮下肿瘤细胞呈巢状分布。瘤细胞境界不清、胞质少。瘤细胞核卵圆形或梭形、浅染，核仁清楚，核分裂象易见。间质淋巴细胞丰富。

思考题：

本例鼻咽癌的组织学类型是什么？

8. 肺癌 bronchogenic carcinoma

病史: A1318

男,54 岁,烟民。左胸痛、气紧 2 个月。查体:气管右移,左胸廓隆起。左胸叩诊实音,呼吸音减弱。胸片左肺有阴影。

大体标本:

中央型——(图 6-10)肺切面见肺门有灰白色、粗糙的瘤块。大支气管被瘤块破坏。

周围型——(图 6-11)肺切面见肺叶周边组织有一灰白色、圆或椭圆形结节状肿块。肿块粗糙。

弥漫型——(图 6-12)肺切面见多数灰白色、质地粗糙、边界不清的斑片状病灶。

思考题:

肺癌与肺转移癌病理上有何区别?

复习思考题

1. 名词解释

肺肉质变　泡状核细胞癌　巨细胞肺炎　典型硅结节　肺心病

2. 问答题

(1) 慢性支气管炎的病因有哪些? 其主要病变是什么? 有哪些主要并发症?

(2) 大叶性肺炎和小叶性肺炎有何不同?

(3) 病毒性肺炎的特点是什么?

(4) 矽肺的基本病变是什么? 试述硅结节形成的过程。

(5) 鼻咽癌的眼观及组织学类型有哪些? 其转移有何特点?

(6) 肺癌的眼观及组织学类型有哪些? 其转移有何特点?

(李　萍)

实习七　消化系统疾病
Diseases of Digestive System

第一部分　消化管疾病 disease of gastrointestinal tract

实 习 内 容

大体标本	组织切片
1. 胃溃疡	1.(胃)溃疡病
2. 十二指肠溃疡病	2.(结肠)腺癌
3. 胃溃疡并恶变胃癌(溃疡型)	3.(结肠)黏液癌
4. 胃癌(浸润型)	
5. 胃癌(蕈伞型)	
6. 大肠癌(溃疡型)	
7. 大肠癌(隆起型)	
8. 大肠癌(胶样型)	
9. 食管癌	

重 点 要 求

(1) 掌握溃疡病的好发部位、病变特点、临床病理联系和合并症。

(2) 掌握胃癌的好发部位、病理变化、扩散规律。

实 习 标 本

1. 胃溃疡病 peptic ulcer of stomach

病史:

男,63 岁。反复左上腹痛 18 年伴反酸嗳气 5 年,一年前胃出血一次,近一周来疼痛加重,今晨上腹部刀割样疼痛并扩展至全腹。检查全腹有压痛及反跳痛,腹壁板样硬,肝浊音区消失。

大体标本:(图 7-1)

在胃小弯近幽门端黏膜面上有一溃疡灶,圆形,溃疡直径小于 2cm,已穿通浆膜。溃疡边缘整齐,底部平坦,周围黏膜皱襞呈放射状集中。

切片标本:(图 7-2)

胃黏膜缺失处即为溃疡灶。溃疡底部可分为四层,由上至下为炎性渗出物(白细胞及纤维素),坏死组织层(红染无结构),肉芽组织层及瘢痕组织层,其中肉芽组织层与瘢痕组织层相互移行,无明显分界线,可见大量纤维结缔组织增生,代替了原来的肌层,并见厚壁的血管或血管内有血栓形成。

思考题:

溃疡底部四层结构的构成、形态特点与病变形成机制及预后的关系。

2. 十二指肠溃疡病 peptic ulcer of duodenum

病史:

女,45岁。反复剑突下疼痛5年余,加重一周,昨晚出现上腹部刀割样疼痛并弥散至全腹,查体全腹压痛反跳痛,腹肌紧张,X线见膈下有游离气体。

大体标本:

在十二指肠球部黏膜面上见一个圆形溃疡灶,直径不超过2cm(有的标本溃疡较大),已穿通浆膜面。

3. 胃溃疡恶变 peptic ulcer of stomach with malignant transformation

病史:

男,65岁。反复左上腹疼痛20余年,进食后疼痛明显,近4个月来疼痛加重,无规律性,伴消瘦。查体:左上腹压痛。

大体标本:

胃小弯侧见一溃疡,直径超过2cm,边缘隆起,周围皱襞僵硬、增粗,溃疡底部较平坦,中央凹陷。

思考题:

观察体会溃疡恶变(恶性溃疡)的大体形态特点。

4. 胃癌(溃疡型)gastric carcinoma(ulcerated type)

病史:

男,58岁。食欲下降,进行性消瘦6个月,上腹饱胀感,进食即吐。检查胃区膨胀,中腹部触及不规则肿块,质硬,钡餐见胃窦部有龛影。

大体标本:(图7-3)

在胃小弯黏膜面见一个巨大溃疡,直径超过4cm,边缘隆起,中央凹陷,呈围堤状。溃疡底部凹凸不平,切面见胃壁增厚,灰白色,分层结构消失(镜下为腺癌)。

思考题:

哪些疾病可以引起胃的溃疡型病变?从哪些方面可以区分良性、恶性溃疡?

5. 胃癌(浸润型)gastric carcinoma(infiltrative type)

大体标本:(图7-4)

胃壁弥漫增厚、变硬,状如革囊,部分皱襞增粗,部分变扁平,没有明显的局限性肿块,亦无溃疡(重点体会革囊胃的形态特点)。

6. 胃癌(隆起型)**：gastric carcinoma**(elevated type)

病史：

男，56岁。进行性加重的上腹痛及消瘦。查体：左上腹压痛，并触及质硬肿块。钡餐检查见胃小弯侧充盈缺损。

大体标本：(图7-5)

胃小弯近幽门部见一菜花状肿物自黏膜面向胃腔生长，表面有坏死，局部胃壁增厚，僵硬。

7. 大肠癌(溃疡型)**carcinoma of large intestine**(ulcerated type)

病史：

女，50岁。解黏液血便伴大便形状改变5个月，无肠梗阻症状，直肠指检触及肿块。手术见直肠有8cm×6cm肿块，质硬，表面溃疡形成。

大体标本：(见图4-8)

直肠局部肠壁增厚，灰白色，肠壁分层结构不清，黏膜面见一溃疡型肿物突向肠腔，围绕肠壁一周。

切片标本：

癌组织广泛浸润肠壁各层，形成大小不等、形状不规则的腺腔，细胞多层、核大、胞质少，部分腺腔内有黏液分泌。

8. 大肠癌(隆起型)**carcinoma of large intestine**(elevated type)

大体标本：(图7-6)

肠黏膜面见一菜花状肿物突向肠腔生长，肿物表面有坏死，周围及底部肠壁增厚，灰白色，肠壁层次结构不清，肠腔狭窄。

9. 大肠癌(胶样型)**carcinoma of large intestine**(colloid type)

病史：

女，25岁。解黏液血便伴大便习惯改变3个月，进行性消瘦2个月，无明显肠梗阻现象。

大体标本：(图7-7)

直肠壁局部增厚，黏膜面正常皱襞消失，见一个不规则肿物突向肠腔(有的标本为一巨大溃疡)，肿物灰白色，切面如胶冻状，肠壁分层结构消失。

切片标本(黏液腺癌)：

肠黏膜下层及肌层有癌细胞广泛浸润，部分癌细胞侵入淋巴管。癌细胞胞质内充满黏液空泡，把核挤于一侧，状如戒指，称印戒细胞。癌细胞弥漫分布不形成腺体，可见大片黏液湖形成。

10. 食管癌 esophageal carcinoma

病史：

男，59 岁，江西人。进行性吞咽困难、胸前疼痛 56 天，最初吃硬食难咽下，需喝开水帮助，1 月后喝粥亦难吞下，体重减轻、消瘦快，最后半个月不能饮水，唾液也吞不下去。

大体标本：

食管中段切面见食管壁因肿瘤侵犯而增厚，灰白色，分层结构消失，表面坏死，形成溃疡，环绕食管壁一周，管腔狭窄（镜下为鳞状细胞癌）。

复习思考题

1. 名词解释

肠上皮化生　早期胃癌　革囊胃　印戒细胞癌　Krukenberg tumor

2. 问答题

(1) 某患者有慢性胃炎病史 20 多年，近来上腹部疼痛加剧。请运用所学的知识，判断该患者可能有哪些疾病，并写出诊断依据。

(2) 患者女性，60 岁。进行性上腹部疼痛伴消瘦 4 月余，加重伴左锁骨上淋巴结肿大 1 月余，钡餐检查发现胃小弯充盈缺损，B 超发现肝脏多发性占位，双侧卵巢肿大，表面有肿物，请分析该患者最可能的诊断，其原发病灶在什么地方？哪些是转移病灶？转移途径有哪些？

(3) 何谓癌前病变？试列举三种对肿瘤防治有重要意义的消化道癌前病变并陈述其病变特点。

(4) 通过消化道癌肿病例组的实习，观察和体会：①消化道癌肿大体形态特征（溃疡型、浸润型、隆起型、胶样型）；②鳞状细胞癌、腺癌和黏液腺癌的组织学特征。

3. 分析题

患者，男性，42 岁。因参加宴会 2 小时后突然上腹剧痛，并放射到肩部，呼吸时疼痛加重 3 小时，急诊入院。10 多年前开始上腹部疼痛，以饥饿时明显，伴反酸、嗳气，有时大便潜血试验阳性，每年发作几次，多在秋冬之交或饮食不当时发作，服碱性药物缓解。5 年前曾发生柏油样大便伴乏力，进食后上腹痛加重，伴呕吐，呕吐物为食物，经中药治疗后缓解。体格检查：心率 110 次/分，血压 13.3/8kPa，呼吸浅快，神清，心肺（-），腹壁硬，全腹压痛、反跳痛，腹部透视：双侧膈下积气。临床诊断：十二指肠溃疡穿孔。

讨论分析：

(1) 你同意临床诊断吗？为什么？

(2) 该患者可出现的病理改变有哪些？镜下可见哪些病理变化？

(3) 用所学过的病理知识解释疾病的症状、体征以及并发症。

第二部分 肝脏疾病 disease of the liver

实 习 内 容

大体标本	组织切片
1. 急性重型肝炎	1. 急性重型肝炎
2. 亚急性重型肝炎	2. 亚急性重型肝炎
3. 门脉性肝硬化	3. 门脉性肝硬化
4. 坏死后性肝硬化	4. 肝细胞癌
5. 慢性脾淤血	
6. 食道下段静脉曲张	
7. 原发性肝癌(巨块型)	
8. 原发性肝癌(多结节型)	
9. 原发性肝癌(弥漫型)	

重 点 要 求

（1）掌握病毒性肝炎的基本病变、临床病理特点。

（2）掌握肝硬化的类型、病理变化、临床病理联系。

（3）掌握原发性肝癌的类型、病变特点、扩散规律。

实 习 标 本

1. 急性重型肝炎 acute severe hepatitis

病史：A404

男，7岁。右肋下疼痛4天，继而出现巩膜黄染、皮下出血、血压下降、昏迷，很快死亡。

大体标本：(图 3-8)

肝脏重 390g(同龄正常肝重 500g)，肝体积缩小，穹隆面塌陷，质地变柔软(新鲜时可以卷起)，表面有皱纹，切面有黄白色斑块，小叶结构不清。

切片标本：

肝细胞广泛坏死，肝小叶结构大部分消失，仅残留肝小叶轮廓的网状支架及零星的肝细胞索及胆管，不见肝细胞再生现象；肝窦扩张，Kupffer 细胞增生肥大，汇管区及小叶内可见淋巴细胞及单核细胞浸润。

2. 亚急性重型肝炎 subacute severe hepatitis

病史：A2145

男，22岁，工人。疲乏无力、肝区疼痛20多天。检查：皮肤、巩膜重度黄染，肝区压痛。

入院后按肝炎治疗无效,因肝昏迷死亡。

大体标本:

肝脏体积变小,边缘锐利,表面可见呈岛屿状散在分布的绿豆大结节,切面见结节色灰黄,境界清楚。

切片标本:(图 7-8)

肝小叶结构完全破坏,肝细胞大片坏死消失,代之以增生的纤维组织,其中有多量淋巴细胞、单核细胞浸润和小胆管增生;残留的肝细胞再生形成大小不一、形态不规则的结节,结节内肝细胞仍有变性、坏死及淤胆表现。

思考题:

比较急性及亚急性重型肝炎的病理形态特点,并解释其临床表现。

3. 门脉性肝硬化 portal hepatocirrhosis

病史:A541

男,38 岁。肝区疼痛多年,近年来食欲减退,厌油腻食物。检查:脾大肋下 4 横指,肝未触及。

大体标本:(图 7-9)

肝脏体积缩小,重量减轻,边缘锐利,质地变硬。表面及切面布满大小相仿的灰色小结节,直径多为 0.1～0.5cm,结节之间有纤细的纤维组织分隔。

切片标本:(图 7-10)

肝小叶正常结构消失,代之以大小不等的肝细胞结节——假小叶。假小叶内中央静脉缺如,或偏位,或有多个中央静脉,肝细胞索排列紊乱,失去放射状结构,部分假小叶内肝细胞出现水变性或脂肪变性;假小叶间纤维组织增生,并伴有淋巴细胞浸润。

思考题:

体会门脉性肝硬变的组织形态特点,理解假小叶与正常肝小叶的区别。

4. 坏死后性肝硬化 postnecrotic hepatocirrhosis

病史:A2308

男,27 岁。三年前曾患亚急性重型肝炎。因呕血 4 天伴黑便,而后昏迷,血压下降死亡。

大体标本:(图 7-11)

肝体积变小,质地变硬,表面及切面布满大小不等的结节,多数结节较大,直径接近或超过 1cm,结节间纤维间隔较宽。

思考题:

比较门脉性肝硬化和坏死后性肝硬化的形态特点。

5. 食管下段黏膜下静脉曲张 varicosity of lower esophageal mucosa

病史:同 A541

大体标本:

食管下段黏膜面可见增粗扩张之静脉,呈紫黑色,弯曲。

思考题：

理解门脉高压食管下段静脉曲张的大体形态,思考其形成原因和后果。

6. 慢性脾淤血 chronic congestion of spleen

病史:同 A541

大体标本:

脾体积明显增大,包膜稍增厚,新鲜标本为暗红色。

7. 原发性肝癌(巨块型)并肝硬化 primary hepatocellular(massive type)carcinoma with cirrhosis

病史:

男,40 岁。反复右上腹痛 4 个月,腹胀、黑便 19 天。检查见肝大肋下 5 横指,压痛。

大体标本:(图 7-12)

肝体积明显增大,尤以右叶显著,重量增加。右叶表面隆起,其余肝组织呈凹凸不平结节状;切面见右叶有一巨大肿块,境界较清楚,质地粗糙,内有坏死。肿块边缘肝组织有肝硬化表现。

切片标本:(图 7-13)

癌细胞呈多边形,胞质丰富,核圆形深染,大小不等,核仁清楚,核分裂象易见。癌细胞排列呈梁索状、片块状,伴有不同程度出血坏死,癌细胞梁之间为丰富的血窦。癌旁肝组织受压萎缩,有慢性炎症反应。

思考题：

肝细胞癌的组织结构与鳞癌或腺癌有何不同? 如何鉴别肝内原发癌与转移癌? 肝癌出现的卫星结节意味着什么?

8. 原发性肝癌(多结节型)并门脉性肝硬化 primary hepatocellular(multinodular type)carcinoma with cirrhosis

病史:

男,30 岁。农民。右上腹痛两月余。入院前 20 余天前解暗红水样便。入院时呕血 10ml,并昏倒。检查肝下界于肋下 1cm 处,肝区叩痛。AFP(+)、HBsAg(+)。

大体标本:(图 7-14)

肝体积 21cm×16cm×10cm。表面凹凸不平,有小结节弥散全肝。切面见在肝硬化小结节弥漫分布的基础上有数个体积较大结节,灰黄色、粗糙,有出血坏死。肝门静脉腔内有灰白色肿物堵塞。

思考题：

如何识别肝硬化的结节与肝癌的结节? 肝癌的转移规律是什么? 分析本例门静脉管腔内肿物性质并解释多发性癌结节形成机制。

复习思考题

1. 名词解释

假小叶　毛玻璃样肝细胞　点状坏死　嗜酸小体　碎片状坏死　小肝癌　桥接坏死

2. 问答题

（1）简述病毒性肝炎肝细胞坏死的类型。

（2）急性普通型肝炎的病变特点有哪些？

（3）试述急性重型及亚急性重型肝炎的病变特点。

（4）何谓假小叶，其结构特点如何？

（5）试述门脉性肝硬变的病理变化和门脉高压症的临床表现。

（李祖云）

实习八　淋巴造血系统疾病
Diseases of Hematopoietic and Lymphoid System

实 习 内 容

大体标本	组织切片
1. 恶性淋巴瘤之淋巴结	1. 淋巴结经典型霍奇金淋巴瘤
2. 白血病之骨、肝、脾	2. 弥漫大 B 细胞淋巴瘤

重 点 要 求

（1）掌握恶性淋巴瘤的概念。

（2）掌握非霍奇金淋巴瘤的常见类型（弥漫大 B 细胞淋巴瘤、滤泡性淋巴瘤）和主要临床病理特点。

（3）掌握霍奇金淋巴瘤形态特点，分型与预后的关系。

（4）熟悉急性髓性白血病的概念及临床病理特点。

实 习 标 本

1. 淋巴结经典型霍奇金淋巴瘤 classical Hodgkin lymphoma

病史：

男，14 岁。发现两颈部肿块 5 年余，无痛，近 1 年来病情加重，近一月有发热、咳嗽、气喘不能平卧入院。检查：贫血、消瘦、全身浅表淋巴结肿大、质硬、大者如鸡蛋，小者如花生米，活动差，以右颈部淋巴结肿大最明显，互相粘连融合。X 线片上见纵隔阴影增宽及两肺灶性阴影，死于恶病质。

大体标本：（标本取自颈部、腹腔或纵隔淋巴结）。

受累的淋巴结肿大，多数肿大的淋巴结已互相粘连融合形成结节状巨块（少数被膜尚未受破坏的淋巴结边界尚清楚）质地坚韧或稍脆，切面灰白色或灰红色，均匀细腻，中心可见大小不等的出血坏死灶。

切片标本：（图 8-1）

淋巴结肿大，正常结构（淋巴滤泡、淋巴窦、淋巴索）大部分或全部遭破坏，被增生的细胞取代。增生的成分包括肿瘤型成分和反应性成分两类。肿瘤性成分包括单核、双核、多核 R-S 细胞等，其特征是瘤细胞体积大，形态不规则，胞质丰富，核大、核仁嗜酸性。最典型的 R-S 细胞又称"镜影细胞"（双核对称、核仁粗大、红染、核周有透明空晕），具有诊断意义。反应性成分包括多少不等的淋巴细胞、嗜酸性粒细胞、浆细胞和组织细胞等多种成分,尚可伴坏死或纤维化。

2. 弥漫大 B 细胞淋巴瘤 diffuse large B cell lymphoma

病史:

男,5 岁。左颈部、腋窝无痛性肿块近一年。曾住院诊断为"淋巴瘤",经治疗稍有缓解,近月来肿块日渐增大,伴发热、头痛入院。检查右颈及锁骨上淋巴结肿大粘连、固定、质硬,大小 5cm×4cm,腋窝淋巴结肿大如鸭蛋,颈强直,嗜睡。入院后病情逐日加重,死于颅内及全身广泛扩散。

大体标本:

受累淋巴结眼观形态与霍奇金病基本相同。

切片标本:(图 8-2)

淋巴结结构被破坏,肿瘤细胞弥漫性生长,形态一致,细胞体积大,胞质丰富;细胞核明显大于同一切片中的内皮细胞核,核膜粗,染色质颗粒状,核仁 1～3 个;核分裂象易见。

3. 急性粒细胞性白血病 acute myeloid leukemia

病史:

男,12 岁。反复发热、头晕乏力两个月,全身皮下有出血斑,口腔黏膜溃疡出血,肝大肋下 2.5cm,脾(一)。红细胞 $2.4×10^{12}/L(240 万/mm^3)$,白细胞 $107×10^9/L(107\,000/mm^3)$,早幼粒 88%,血小板 $50×10^9/L(5 万/mm^3)$,骨髓检查诊为急性早幼粒细胞性白血病,死于脑出血、脑疝。尸检见白血病细胞浸润两肺、肾、脑、骨髓、肝和脾等。

大体标本:

(1) 骨:标本为肱骨或胫骨,切面见骨髓呈灰红色或灰白色(脂肪性骨髓被瘤细胞取代所致),质柔软或呈糊状,有的骨皮质变薄或遭破坏。镜下见骨髓组织主要由异常增生的幼稚粒系造血细胞组成,脂肪细胞、红细胞明显减少。

(2) 脾:轻度肿大,被膜光滑。镜下见脾窦、索结构破坏,幼稚粒细胞弥漫浸润,脾小体被挤压缩小或消失。

(3) 肝:轻中度增大,表面光滑。镜下见幼稚粒细胞弥漫浸润肝索之间。

复习思考题

1. 名词解释

恶性淋巴瘤　非霍奇金淋巴瘤　霍奇金淋巴瘤　Reed-Sternberg 细胞　镜影细胞　陷窝细胞　白血病　绿色瘤

2. 问答题

(1) 用图表示镜影细胞的形态特点。

(2) 简述霍奇金淋巴瘤与非霍奇金淋巴瘤的区别。

(3) 某男,19 岁。发热,右颈部淋巴结肿大 3 个月,肿大淋巴结固定,无压痛,表面皮肤无红肿。写出其可能的疾病名称及相关病理改变。

(马　韵)

实习九　泌尿系统疾病
Diseases of Urinary System

实 习 内 容

大体标本	组织切片
1. 急性肾小球肾炎	1. 急性弥漫增生性肾小球肾炎
2. 快速进行性肾小球肾炎	2. 慢性肾小球肾炎
3. 慢性肾小球肾炎	3. 快速进行性肾小球肾炎
4. 慢性肾盂肾炎	4. 慢性肾盂肾炎
5. 肾癌	
6. 膀胱癌	

重 点 要 求

（1）掌握急性弥漫增生性、快速进行性、慢性肾小球肾炎病变特点及临床病理联系。
（2）掌握急、慢性肾盂肾炎病理变化及临床病理联系。
（3）熟悉肾癌、膀胱癌病变特点和临床病理联系。

实 习 标 本

1. 急性弥漫增生性肾小球肾炎 acute diffuse proliferative glomerulonephritis

病史: A573

女，36 岁。心悸、气促，劳累后加重 5 个月住院。近来病情加重，心前区疼痛，面部浮肿，不能平卧，住院一周后因尿少、心衰死亡。尸检诊断风湿性心脏病伴急性弥漫增生性肾小球肾炎。

大体标本:（图 9-1）

肾脏体积增大，重量增加，包膜紧张，光滑，颜色变红（浸泡后变为棕色），有散在分布小出血点。切面皮、髓质分界清楚，皮质稍增厚。

切片标本:（图 9-2）

肾小球普遍增大，毛细血管丛挤满肾小囊腔，肾小球内细胞数目增多，毛细血管腔狭窄或闭塞，有中性粒细胞浸润。部分肾小球囊腔和肾小管内可见红细胞，肾小管上皮细胞浊肿，部分管腔内有透明管型，间质血管充血。

思考题:

体会理解光镜下主要病变特点。本例急性肾炎与风湿性心脏病之间有无关系？试用病理变化推断患者临床表现。

2. 新月体性(快速进行性)肾小球肾炎 crescentic glomerulonephritis

病史：A494

女，33岁。产后5天起持续血尿、少尿4周，昏迷3天死亡。尸检诊断快速进行性肾小球球肾炎。

大体标本：

肾体积增大，重量增加，颜色苍白，切面皮质增厚、肿胀、苍白，皮、髓质分界尚清楚。

切片标本：(图9-3)

大部分肾小球囊壁层上皮细胞增生，形成新月体或环状体，部分新月体为细胞性，部分为细胞-纤维性或纤维性，新月体与毛细血管球互相粘连，少数肾小球玻璃样变，成为实心体。肾小管上皮细胞水肿及脂肪变性，部分萎缩消失，被纤维组织取代。间质血管充血，有少量淋巴细胞浸润。

3. 慢性肾小球肾炎 chronic sclerosing glomerulonephritis

病史：A2618

男，48岁，矿工。反复出现颜面、下肢浮肿，尿少、血尿半年，头晕、呕吐1个月。因肾衰死亡。尸检诊断慢性肾小球肾炎。

大体标本：(图9-4)

肾体积明显变小，质地变硬，被膜已被剥离，表面粗糙不平，呈弥漫性细颗粒状。切面皮质变薄，颜色苍白，皮、髓质分界不清，条纹模糊。肾盂周围脂肪组织较正常多。

切片标本：(图9-5)

大部分肾小球纤维化或玻璃样变，相应的肾小管萎缩或消失，病变的肾小球集中，间质纤维组织明显增生伴淋巴细胞浸润。部分肾小球代偿性肥大，肾小管扩张，部分管腔有透明管型。间质小动脉内膜增厚，管腔变窄。

思考题：

体会理解其光镜下主要病变特点。还有哪些疾病可以引起肾脏类似的病理改变？

4. 慢性肾盂肾炎 chronic pyelonephritis

病史：A1147

女，53岁。反复腰背酸痛多年，并有多尿，伴头晕、头痛。尸检诊断宫颈癌，慢性肾盂肾炎。

大体标本：(图9-6)

肾脏体积变小、变硬，表面不光滑，有不规则的凹陷性瘢痕。切面皮质变薄，皮、髓质分界不清，肾盂黏膜粗糙、增厚。

切片标本：

肾组织中炎症病灶分布不均，病灶内肾小球纤维化、玻璃样变，肾小管萎缩消失，纤维组织增生伴淋巴细胞、浆细胞浸润。部分扩张的肾小管腔内有蛋白管型，似甲状腺滤泡。病灶周围肾小球、肾小管完好或代偿性肥大、扩张，部分肾小球囊壁纤维性增厚。

思考题:

体会理解慢性肾盂肾炎光镜下主要病变特点。慢性肾盂肾炎和慢性肾小球肾炎镜下是否能做出可靠的区别?

5. 肾癌 renal cell carcinoma

病史 S.72—636

女,53 岁。无痛性血尿 4 个多月。检查:右上腹有肿块。手术后病理诊断右肾乳头状腺癌。

大体标本:

肾上极有圆形肿瘤,边界较清楚,切面实性,灰白色,部分灰黄色,有暗红色出血区。

6. 膀胱癌 transitional cell carcinoma of bladder

病史:

男,50 岁。无痛性血尿一个月,伴尿频尿急尿痛 3 天。手术见膀胱底部有一肿物,病理诊断膀胱移行细胞癌。

大体标本:

膀胱底部有一球形肿瘤,表面粗糙不平,并有细小的绒毛状突起。肿瘤浸润膀胱壁并有较宽的基底与膀胱壁紧密相连(有的标本可见双侧输尿管及肾盂扩张)。

复习思考题

1. 名词解释

颗粒性固缩肾　肾病综合征　细胞性新月体　脂性肾病　肺出血-肾炎综合征　膜性肾病

2. 问答题

(1)肾小球肾炎和肾盂肾炎主要病变和临床表现有哪些不同?

(2)叙述急性弥漫增生性肾小球肾炎的病变特点及其临床病例联系?

(3)慢性肾小球肾炎晚期为何会出现多尿、夜尿和高血压?用病变解释。

(4)学过的疾病中,哪些可引起血尿?如何引起?

3. 分析题

男,13 岁。3 周前曾患感冒,近来面部及下肢浮肿,尿少,尿液检查蛋白(＋＋＋),红细胞(＋＋＋),血压 150/100mmHg,肾穿活检肾小球体积增大,电镜观察脏层上皮细胞与基膜间见大量小丘状致密沉积物。此例肾炎最大可能是什么?用病变解释该肾炎的临床表现。

(李祖云)

实习十　生殖系统和乳腺疾病
Diseases of Reproductive System and Breast

实 习 内 容

大体标本	组织切片
1. 子宫颈癌	1. 葡萄胎
2. 乳腺癌	2. 绒毛膜癌
3. 葡萄胎	3. 乳腺单纯癌
4. 子宫绒毛膜癌	
5. 乳腺纤维腺瘤	
6. 卵巢畸胎瘤	

重 点 要 求

(1) 掌握子宫颈癌和乳腺癌的病理特点及转移规律。

(2) 掌握葡萄胎和绒毛膜癌的病理特点和临床联系。

实 习 标 本

1. 子宫颈鳞状细胞癌 cervical squamous carcinoma

病史：

女,50 岁。接触性阴道流血 3 个月。早婚,早育,生 4 个孩子。检查见宫颈口肥大,表面粗糙,触之易出血。

大体标本：(见图 4-6)

宫颈肿胀,明显增厚变长,表面凹凸不平,有溃疡。切面灰白色,粗糙,有坏死。癌组织浸润整个子宫颈,与邻近组织无明显界线。

思考题：

宫颈癌最常见的组织学类型是哪一种？与非典型增生有什么关系？原位癌形成后进一步将如何发展？

2. 乳腺癌 breast carcinoma

病史：

女,45 岁。发现右乳肿块 5 个多月,逐渐增大。检查见右乳外上方皮肤呈橘皮样,可触及一鸡蛋大肿物,质硬,与皮肤粘连,不能推动。

大体标本:(图 10-1)

乳房切面可见脂肪组织中有灰白色肿瘤组织,质地坚实,粗糙,边界不清,像树根样向周围组织浸润。乳头下陷,局部皮肤呈橘皮样。

切片标本:(图 10-2)

癌组织形成大小不等的实性癌巢,癌细胞呈团块状或条索状排列,偶见有腺腔样结构。癌细胞体积较大,胞质多少不等,核大小不一,一般较大,深染,有异型性,核分裂象多见。癌细胞数量与纤维组织基本相等。

思考题:

该例乳腺癌的组织学类型是哪一种?结合乳腺癌的转移特点,对乳腺癌患者进行体检时应注意哪些方面?

3. 葡萄胎 hydatidiform mole

病史:S. 36071

女,29岁。停经4个月,妊娠反应剧烈。子宫增大快,与妊娠月数不符;下肢浮肿,阴道流血。检查子宫底脐上两横指,未能触及胎体,无胎心音。

大体标本:(图 10-3)

子宫明显增大,宫腔内充满灰白透亮之水肿绒毛,葡萄样,大小不等,有细蒂相连成簇串状(有的标本为刮宫装瓶)。

切片:(图 10-4)

胎盘绒毛普遍粗大,间质高度水肿,血管消失,滋养叶细胞增生。

4. 子宫绒毛膜癌 choriocarcinoma

病史:S. 83—7426

女,30岁。反复阴道流血,子宫显著增大,原诊断葡萄胎,刮宫术后半年,仍有不规则阴道流血。

大体标本:(图 10-5)

子宫增大,切面见子宫底部有一暗红色肿块,突入宫腔,并侵入子宫肌层,境界不清,肿物出血坏死,部分坏死脱落。

切片标本:(图 10-6)

癌组织由两种细胞增生互相混杂组成(肿瘤性细胞滋养叶细胞和合体滋养叶细胞),形成不规则团块。癌组织无间质、无血管、无绒毛,直接浸润子宫肌层并有明显出血坏死。

思考题:

比较葡萄胎和绒毛膜癌的病变特点。

5. 乳腺纤维腺瘤 breast fibroadenoma

病史:S. 373

女,16岁。右乳房发现肿物一年,逐渐增大。检查见右乳房外下方有鸡蛋大肿物,可移动。

大体标本:

肿瘤呈扁圆球形,包膜完整,质地坚实,切面灰白,隐约可见交叉的纤维条索。

6. 卵巢畸胎瘤 teratoma

病史:S. 51—191

女,41 岁。右下腹逐渐膨大 1 年多。手术见子宫右侧肿物。

大体标本:

肿瘤包膜完整,表面光滑,暗灰色,囊状,囊内充满黄色油脂状物和毛发,甚至有骨、牙齿等,卵巢已萎缩消失。

复习思考题

1. 名词解释

宫颈上皮内肿瘤　不典型增生　子宫颈早期浸润癌　粉刺癌

2. 问答题

(1) 试述子宫颈癌的癌变过程。

(2) 葡萄胎、恶性葡萄胎及绒毛膜癌有何异同?

(3) 如何早期发现子宫颈癌?

3. 分析题

患者,女性,56 岁。无意中发现左乳近乳头外上方有一结节,边界不清,不痛不痒,遂不在意,2 个月后,又在左腋窝摸到有肿块。试分析该患者可能患哪类疾病,请写出诊断依据。

(潘红波)

实习十一 内分泌系统疾病
Diseases of Endocrine System

实 习 内 容

大体标本	组织切片
1. 弥漫性非毒性甲状腺肿	1. 弥漫性非毒性甲状腺肿
2. 结节性甲状腺肿	2. 弥漫性毒性甲状腺肿
3. 弥漫性毒性甲状腺肿	3. 甲状腺腺瘤
4. 甲状腺腺瘤	
5. 甲状腺癌	

重 点 要 求

(1) 掌握弥漫性非毒性甲状腺肿(含结节性甲状腺肿)的病理变化。
(2) 掌握弥漫性毒性甲状腺肿病理变化。
(3) 了解甲状腺肿瘤的类型及病变特点。

实 习 标 本

1. 弥漫性胶样甲状腺肿 diffuse colloid goiter

病史:S. 2083
女,23 岁。颈部肿块 10 年。初为拇指头大,日后逐渐增大,到 1953 年 5 月,因怀孕肿块增大加快,有压迫感并轻度声嘶。

大体标本:
甲状腺弥漫性肿大,质地较坚实,切面呈棕褐色,部分滤泡囊性扩张,充满褐色半透明胶质。

切片标本:(图 11-1)
甲状腺滤泡普遍扩大,滤泡腔内充满均质状胶质,滤泡上皮受压变扁平。

思考题:
上述患者甲状腺肿大属于增生还是肥大? 分析患者甲状腺肿大的可能原因。

2. 结节性甲状腺肿 nodular goiter

病史:S984
男,20 岁。颈前肿物 17 年。颈部正中甲状腺有多个大小不一结节状肿物,最大者如核桃大,随吞咽而上下移动,与皮肤无粘连,结节软硬不一。

大体标本:

甲状腺体积增大,表面高低不平,有多个结节突起,质地较坚实;切面有大小不等的结节,棕褐色,结节无明显包膜。镜下结节内滤泡大小不一,部分滤泡扩大,上皮扁平,充满胶质;部分滤泡上皮呈乳头状增生,局部有出血、囊性变、纤维化、钙化。

思考题:

结节性甲状腺肿可导致的不良后果有哪些?

3. 毒性甲状腺肿 toxic goiter

病史:S6728

女,20岁。心跳、出汗、怕热、易激动2年,并有食欲增加,近2月自觉眼球突出,颈部肿大,手脚震颤。

大体标本:

甲状腺较正常为大,切面呈红色肉样(或灰红色),结构致密,类似肌肉组织(有些标本因术前经碘治疗,滤泡腔含胶质增多,切面呈棕黄半透明)。

切片标本:(图11-2)

甲状腺滤泡弥漫性增生,滤泡上皮呈高柱状,部分上皮增生形成粗短乳头突入滤泡腔内,腔内胶质稀薄,边缘常有大小不等的圆形吸收空泡,部分滤泡上皮呈立方状,间质血管充血,有淋巴细胞浸润(术前经碘治疗后以上改变常不典型)。

思考题:

甲状腺肿的病变本质是肿瘤吗?怎样从发病机制上理解地方性甲状腺肿与毒性甲状腺肿病变的差异?

4. 甲状腺腺瘤 thyroid carcinoma

病史:S74.6164

女,49岁。右侧颈部单个结节逐渐增大,似有清楚界限,能随吞咽上下移动,气管稍向左移位。手术容易摘除。

大体标本:(图4-12)

肿瘤呈扁圆形,表面灰白色,有完整包膜,切面棕褐色,质较软。

切片标本:(图4-13)

肿瘤与周围甲状腺组织境界清楚,有一完整薄纤维组织包膜,结节内外滤泡结构不同。

思考题:

如何区别甲状腺腺瘤与结节性甲状腺肿?

复习思考题

1. 名词解释

非毒性甲状腺肿　毒性甲状腺肿　克汀病　黏液水肿　桥本甲状腺炎　糖尿病
胰岛细胞瘤　APUD瘤

2. 问答题

（1）简述非毒性甲状腺肿的病因及发病机制。

（2）描述非毒性甲状腺肿各期的大体及镜下改变。

（3）试述糖尿病时各脏器病变。

（李坤雄）

实习十二 传 染 病
Infectious diseases

第一部分 结核病 tuberculosis
实 习 内 容

大体标本	组织切片
1. 原发性肺结核	1. 粟粒性肺结核病
2. 粟粒性肺结核病	2. 干酪性肺炎
3. 干酪样肺炎	3. 淋巴结结核病
4. 局灶型肺结核	
5. 干酪样肺炎伴急性空洞形成	
6. 慢性纤维空洞型肺结核	
7. 肺结核球	
8. 结核性胸膜炎	
9. 淋巴结结核病	
10. 肠结核病	
11. 结核性腹膜炎	
12. 肾结核病	
13. 结核性脑膜炎	
14. 脊椎结核	
15. 关节结核	

重 点 要 求

（1）掌握结核病的基本病变及转化规律。
（2）掌握原发性肺结核的病变特点及转归。
（3）掌握继发性肺结核的各型病变特点及相互关系。
（4）了解肺外器官结核病的好发部位及病变特点。

实 习 标 本

1. 原发性肺结核 primary pulmonary tuberculosis

病史：A594

男，2岁。发冷发热半个月，抽搐昏迷4天入院。邻居有结核病患者。X线见肺门淋巴结肿大,一侧肺中部有一结节状阴影。

大体标本:(图 12-1)

肺切面可见一侧肺上叶下部(或下叶上部)中部的肺膜下有一黄豆大的干酪样坏死病灶,切面灰黄色,境界清楚。肺门淋巴结肿大,切面呈干酪样坏死(结核性淋巴管炎在标本中因切面的关系往往不易查见),有些标本还可见恶化进展表现(粟粒性肺结核、气管旁淋巴结结核等)。

2. 粟粒性肺结核病 miliary pulmonary disease

病史:A35

女,5 岁。咳嗽、发热 4 个月,伴食欲不振、消瘦、大便秘结等症状。近两周来呕吐、嗜睡入院。

大体标本:(图 12-2)

在肺的表面和切面可见弥漫均匀分布的灰白略带黄色的小结节,大小较一致(粟粒大),境界清楚,略向表面突出(有的标本同时可见原发病灶及肺门淋巴结肿大和干酪样坏死)。

切片标本:(图 12-3)

肺组织中见许多散在的、大小相似的结节状病灶,病灶常由几个(一般为 2～3 个)结核结节组成。结核结节由上皮样细胞、朗汉斯巨细胞(Langhans giant cell)加上外周局部聚集的淋巴细胞和少量反应性增生的成纤维细胞构成(典型者结节中央有干酪样坏死)。上皮样细胞梭形或多边形,胞质丰富、淡染,细胞境界不清;胞核呈杆状或卵圆形,核膜清楚、染色淡;朗汉斯巨细胞的胞体巨大,多核(8～20 个核或更多),细胞核常位于细胞周边排列成马蹄状或花环状。

思考题:

大体标本肺内的粟粒性病变是怎样产生的? 与原发综合征有无联系?

3. 干酪样肺炎 caseous pneumonia

病史:A668

女,4 岁。发热、咳嗽 20 多天,抽搐 1 天入院。X 线见肺有片状阴影,肺门淋巴结肿大。

大体标本:(图 12-4)

肺切面有散在性大小不等灰黄色干酪样坏死灶,边缘模糊,部分区已融合成片。肺门淋巴结肿大,切面呈干酪样坏死。

切片标本:

肺组织内有片状红染无结构的干酪样坏死病灶,坏死灶边缘偶见上皮样细胞及朗汉斯巨细胞,有的肺泡上皮细胞增生,腔内充满渗出之浆液、单核细胞及少数中性粒细胞。

思考题:

此例干酪样肺炎是原发性还是继发性肺结核? 与小叶性肺炎如何鉴别?

4. 局灶型肺结核 focal pulmonary tuberculosis

病史:A1814

女,17 岁。关节疼痛 1 年,心跳气喘 1 周入院,后因心力衰竭死亡。

大体标本:(图 12-5)

肺尖部可见 1 个或多个米粒或绿豆大的灰黄色圆形病灶(如已钙化则呈灰白色,形似石灰),边界清楚,病灶周围有纤维组织增生包裹,局部肺膜变粗糙增厚。

思考题:

此例肺内的病变会引起死亡吗?

5. 干酪样肺炎伴急性空洞形成 caseous pneumonia with acate cavity formation

病史:A695

男,24 岁。间歇性咳嗽、胸痛、发热已 3 年,曾咯血 300ml,X 线见左肺有透亮区(患者同时合并霍奇金淋巴瘤)。

大体标本:

在干酪性肺炎的基础上,可见 1 个或多个无壁或薄壁空洞,其大小和形状均不一致。

6. 慢性纤维空洞型肺结核 chronic fibro-cavitative pulmonary tuberculosis

病史:A890

女,57 岁。反复咳嗽、咳血丝痰 2 年,气促 1 周。查体见恶液质、气促,两肺满布干、湿啰音,痰涂片抗酸染色查见阳性抗酸杆菌。最终呼吸衰竭死亡。

大体标本:(图 12-6)

在肺的上部有一个厚壁空洞,如鸡蛋大,有的标本空洞内还可见僵硬的条索状物悬挂(是什么组织?有何意义?),内侧壁有干酪样坏死物,其外有较厚的纤维组织增生。邻近肺组织纤维化,胸膜纤维性增厚。其余肺组织散在分布大小不一、新旧不同的结核病灶。

思考题:

肺上叶空洞与其下方散在结核病灶有何联系?如患者继续存活,这些病变还可发生什么变化?比较干酪性肺炎急性空洞与本例空洞有何不同。

7. 肺结核球(结核瘤)tuberculoma

病史:S75-867

女,31 岁。咳嗽、咳少许黄痰半个多月,病初 3~4 天有微热。胸部 X 线片见上肺有一边缘清楚之致密阴影。

大体标本:(图 12-7)

局部切除肺组织(上叶)内见一孤立性纤维包裹境界分明的球形干酪样坏死灶,切面呈黄白色,直径大于 2cm。

思考题:

有哪些疾病可在该部位形成类似病变?

8. 结核性胸膜炎 tuberculous pleuritis

病史:A234

男,40 岁。反复低热、咳嗽、咳痰、胸痛、气促。

大体标本：

胸膜脏壁层弥漫性增厚、纤维化及玻璃样变，互相粘连，不能分离，胸膜腔变窄，部分消失。肺组织内可见黄白色结核病灶。

9. 淋巴结结核病 tuberculous lymphadenitis

病史：A1419

女，46岁。反复发冷发热1年多，腹胀、腹泻20多天。检查腹部有轻压痛，触到软包块。

大体标本：

淋巴结肿大，切面见正常淋巴结结构破坏，代之以广泛干酪样坏死物质。

切片标本：

淋巴结结构被破坏，可见大范围的红染无结构的干酪样坏死物，有些切片还可见坏死物中有钙盐沉着，坏死灶周围可见结核结节。

10. 肠结核病 intestinal tuberculosis

病史：A1561

女，50岁。心跳、气喘5个月，发热、干咳近1个月，住院前1周有腹痛、腹泻，大便每天6～7次，水样带白色黏液（本例有慢性空洞型肺结核伴干酪性肺炎）。

大体标本：（图12-8）

回肠或回盲部见黏膜坏死脱落形成溃疡，溃疡长径与肠管长轴垂直，溃疡边缘不整齐，似鼠咬状，底部凹凸不平，有坏死物覆盖，其相应的浆膜面可见纤维素渗出和成串的灰白色粟粒大小的结核病灶（结核性腹膜炎）。

11. 结核性腹膜炎 tuberculous peritonitis

病史：A1449

女，46岁。反复发冷、发热伴盗汗1年多，近2年来腹胀、腹泻，逐渐加重。检查见腹部膨隆，有压痛及反跳痛。可触及大小不等的柔软包块。

大体标本：（图12-9）

腹膜、网膜及肠管互相粘连成团，肠浆膜面弥漫分布许多灰白色小结节。肠系膜淋巴结肿大、粘连，切面可见干酪样坏死。

12. 肾结核病 renal tuberculosis

病史：A2347

女，41岁。乏力、纳差两月余，腰部钝痛，时有血尿。

大体标本：（图12-10）

肾体积增大，切面可见数个大小不一的空洞，空洞壁粗糙、不整齐，内有干酪样坏死物；有的标本输尿管粗大，管壁增厚，管腔内亦有干酪样坏死物质。

思考题：

肾内空洞是怎样形成的？肾的病变与输尿管病变有何联系？

13. 结核性脑膜炎 tuberculous meningitis

病史：A199

男，1.5 岁。呕吐 6 天，嗜睡、昏迷、抽搐 1 天入院。检查见前囟隆起，颈硬，角弓反张，昏迷不醒。

大体标本：

见脑底部（包括视交叉、大脑脚、脚间池、桥脑及延髓）表面之软脑膜灰白色浑浊似毛玻璃样，在侧沟两旁隐约可见散在针头大灰黄色结节。其余软脑膜略有充血，脑回变平。

14. 脊椎结核 tuberculosis of vertebrae，Pott disease

病史：A2934

女，32 岁。腰痛 10 余天，低热、盗汗，神差懒言，不能久坐。背稍驼，脊柱轻叩痛，腰三角区有冷脓肿。X 线见 $T_{5\sim7}$ 椎骨破坏。

大体标本：（图 12-11）

脊椎纵切面观见脊椎向后凸起，该处椎体和棘突发生干酪样坏死，椎间盘同时受累破坏。

15. 关节结核 tuberculosis of joint

病史：S885

男，20 岁。左足肿痛、关节运动障碍，左膝关节弯曲固定呈 60°，附近有窦道。X 线见关节面凹凸不平如鼠咬状。

大体标本：（图 12-12）

在关节矢状面上见关节软骨及骨质破坏显著，关节面粗糙，关节囊内有多量干酪样坏死物。皮肤表面可见多处结核性溃疡，并有窦道形成。

复习思考题

1. 名词解释

冷脓肿　结核结节　结核球（瘤）　结核性肉芽肿　肺原发综合征　干酪样坏死

2. 问答题

(1) 结核病的基本病变及其转化规律是什么？

(2) 原发性肺结核病的病变特点及其发展和结局如何？

(3) CT 发现肺部阴影，考虑是癌、炎性假瘤或结核球，应如何区别？

3. 分析题

女性，35 岁。5 年前曾因"浸润型肺结核"住院治疗，近半年来，常有低热、盗汗，食欲不振，全身无力，咳痰和咯血，咳出物中检查出抗酸杆菌。胸部 X 线照片显示右肺上部有多个大小不一的透亮区，周围密度明显增高，提示有空洞形成，下肺有多个边缘模糊的絮状或斑点状阴影。

请问：

(1) 患者患的可能是哪一型结核病？

(2) 该型结核病的病变特点是什么？

第二部分 肠道及神经系统传染病、寄生虫病

实 习 内 容

大体标本	组织切片
1. 伤寒之小肠	1. 流行性脑脊髓膜炎
2. 伤寒之脾	2. 流行性乙型脑炎
3. 细菌性痢疾之肠	
4. 阿米巴痢疾之肠	
5. 阿米巴肝脓肿	
6. 流行性脑脊髓膜炎	
7. 流行性乙型脑炎	

重 点 要 求

(1) 掌握伤寒、细菌性痢疾、阿米巴痢疾的病因、传染途径、发病机制、病理特点、临床病理联系及并发症。掌握阿米巴肝脓肿的病变特点。

(2) 掌握流脑、乙脑的病因、发病机制、病变特点、结局及并发症。

实 习 标 本

1. 急性细菌性痢疾之肠 intestine of acute bacillary dysentery

病史：A464

男，13 岁。吃生冷瓜果 3 天后腹痛、腹泻、解黏液脓血便。每天解大便 20 多次，下腹胀痛，常有便意(里急后重)。

大体标本：(图 12-13)

大肠黏膜充血水肿，黏膜表面形成灰白或灰红色粗糙的糠皮样假膜，肠壁增厚，黏膜皱襞消失。有的标本假膜脱落形成大小不等、边缘不规则的地图状表浅溃疡，严重的病例上述病变较明显而且分布弥漫，轻的病例假膜形成不明显，较局限。

思考题：

患者的里急后重症状由何处病变所致？这些溃疡是否容易导致肠穿孔？为什么？

2. 伤寒病之小肠 intestine of typhoid fever

病史：A1201

女,23岁。持续高热(体温40℃)、头痛26天,神志不清5天,检查肝、脾肿大,心率较慢(85次/分钟),粪便细菌培养伤寒杆菌阳性。

大体标本:(图12-14)

回肠下段集合淋巴小结及孤立淋巴小结呈椭圆形或圆形肿胀,突出于肠黏膜面,质地软,境界清楚,部分肿胀的集合淋巴小结表面凹凸不平,形如脑回。部分淋巴小结中心坏死。坏死物脱落后形成边缘整齐的溃疡,溃疡的长轴与肠管的长轴平行。

思考题:

本例已发展到了哪一期?其可能会出现哪些并发症?

3. 伤寒病之脾 spleen of typhoid fever

病史:A661

男,25岁。发热持续不退、咳嗽、咽喉痛12天。检查表情淡漠,脾大、下缘达左肋弓下一横指。血培养伤寒杆菌阳性。

大体标本:

脾中度肿大(重630g),约为正常的3~4倍,被膜略紧张,边缘稍钝圆。表面及切面均呈混浊的暗红色(固定后的标本此点不明显),新鲜标本可刮取暗红浆状物,切面肿胀,脾小体结构不清。

思考题:

本例脾肿大的原因是什么?

4. 阿米巴痢疾之肠 intestine of amoebic dysentery

病史:A1892

女,65岁。解黏液血便11天。粪便量稍多,带有腥臭味,每天解大便10多次,伴脐周痛,呕吐。既往有"红白痢"史,体检见肝大。因肠穿孔死亡。

大体标本:(图12-15)

早期的病变黏膜面可见许多散在分布的圆形或椭圆形肿胀小点,其中央有针帽大的小孔,形成中间凹陷边缘隆起的纽扣状溃疡,溃疡之间黏膜无明显改变。重症的病变溃疡不断扩大,相互融合,形成巨大溃疡。不论溃疡大小,其边缘均呈潜掘状。

思考题:

根据阿米巴滋养体习性解释溃疡的眼观形态特点。阿米巴痢疾容易引起肠穿孔吗?

5. 阿米巴肝脓肿 amoebic liver abscess

病史:A507

男,45岁。有下腹痛3月余,腰胀痛1月余。过去曾患过慢性阿米巴痢疾。查体见肝右肋弓下3.5cm。

大体标本:(图12-16)

肝脏肿大,表面有局限性隆起。切面可见单个或多个大小不等的脓腔(以单个多见),腔内有半流质的果酱样物质(标本切开后大部分流失),脓肿壁粗糙不平,有未彻底液化坏死的组织附着,状如破棉絮。脓肿大多位于肝右叶,慢性脓肿壁外可见纤维组织包裹,脓肿周围肝组织被挤压。

思考题：

此脓肿与化脓菌引起的脓肿有何区别？脓肿多见于肝右叶的原因是什么？还有哪些疾病可以引起肝右叶占位性病变？

6. 流行性脑脊髓膜炎 epidemic cerebrospinal meningitis

病史：A2003

男,39岁。发热、头痛、上呼吸道感染7天,颈硬、喷射状呕吐2天入院。检查脑脊液较混浊,中性粒细胞增多,细菌检查可见脑膜炎双球菌。

大体标本：(图3-1)

蛛网膜、软脑膜血管扩张充血,蛛网膜下腔有灰黄色脓性渗出物,以脑沟、血管周围较显著,严重的区域沟回结构被大量的脓液掩盖而不清楚。脑底部的视交叉池、脑桥池、脚间池也常有较多脓性渗出物。

切片标本：(图12-17)

大脑蛛网膜及软脑膜血管扩张充血,蛛网膜下腔增宽,腔内有大量中性粒细胞及纤维素等渗出物渗出,部分中性粒细胞变性坏死形成脓细胞。脑实质充血、水肿,血管周围间隙增宽。

思考题：

本例患者是否有前驱病变？其与本病有否联系？如何从大体标本中体会脑膜血管充血和脑水肿？蛛网膜下腔中的渗出物可引起什么后果？镜下脑实质有何病变？说明什么问题？本例为何诊断为流行性脑膜炎？其与结核性脑膜炎如何区别？

7. 流行性乙型脑炎 epidemic encephalitis B

病史：S.7193

男,6岁。突然发热、拒食、不能张口,嗜睡、失语1天。入院后昏迷,抽搐不止,高热不退。

大体标本：

蛛网膜、软脑膜血管扩张充血,严重者切面可见散在分布的针尖大小的出血点及粟粒至米粒大的软化灶(轻者眼观改变不明显)。

切片标本：(图12-18)

大脑实质血管扩张充血,血管周隙增宽,有淋巴细胞、单核细胞渗出,密集地围绕血管呈袖套状浸润。神经细胞肿胀,尼氏小体减少或消失,核固缩或溶解。有时可见"噬神经细胞现象"。脑组织有局限性液化性坏死灶,形成境界清楚的圆形或椭圆形、淡染、质地疏松的筛状软化灶。胶质细胞增生,有时聚集成堆,形成胶质小结。

思考题：

如何从镜下改变体会出本病的病变性质？本病浸润的炎症细胞有哪些？参与形成胶质小结的主要细胞是什么？

复习思考题

1. 名词解释

阿米巴肿　伤寒肉芽肿　艾滋病　流行性脑脊髓膜炎　噬神经细胞现象　卫星现象

Kernig 征

2. 问答题

(1) 以急性细菌性痢疾为例,描述假膜性炎的病变特点。

(2) 肠结核、肠伤寒、细菌性痢疾的病变有何不同。

(3) 简述流行性脑脊髓膜炎的病变性质、病变部位及病变特征。

(4) 简述流行性乙型脑炎的病变性质、病变部位及病变特征。

(马　韵)

PBL 实习与临床病理病例讨论

本部分是根据《病理学》不同阶段的学习内容,有针对性地设计的一些 PBL 讨论病例,旨在通过 PBL 临床病理讨论,理论联系实际,培养学生临床思维和分析问题的能力;同时也加深对病理学理论知识的理解,教师可根据实际情况选用。

一、实 习 步 骤

(1) 提前一周预习病例,并根据所给讨论思考题准备一周,同时组长抽签,安排演讲顺序。

(2) 分组讨论,每组派代表 1 名,综合全组的意见。

(3) 实验课时每组的代表带讲稿发言 15 分钟,围绕讨论题演讲。并在该组选派 1 人记录。报告完毕后,其余各组针对发言提出问题、讨论、答辩(5 分钟)。

(4) 其余各组同学给该报告组记分,共 10 分(表 1),最后计算该组的平均分,由组长统计填入表 2。

(5) 教师总结:针对学生存在的问题及病例的核心问题进行总结,必要时请相关学科老师做进一步解释。

(6) 教师给每位代表评分(表 1),填入表 2。

(7) 根据 5 份评分计算该组的最后得分。

表 1 临床病理病例讨论评分表

_____级_____班_____组   被评分人姓名:_____   评分员姓名:_____   年   月   日

序号	项目内容	得分
参与积极性(共 3 分)	1. 参与讨论并发言的积极性(1 分)	
	2. 准备的充分性(1 分)	
	3. 发言条理清晰性,语言表达流畅性(1 分)	
发言专业性(共 7 分)	1. 阅读大量资料,知识面广(1 分)	
	2. 病理诊断准确性及死亡原因分析科学性(2 分)	
	3. 临床表现产生原因分析的科学性及正确性(2 分)	
	4. 病理变化产生原因分析的客观性及科学性(2 分)	
总分		

表 2 临床病理病例讨论发言代表总分表

_____级_____班_____组   评分员姓名:_____   年   月   日

组别	发言代表姓名	发言代表总分
一组		
二组		
三组		
四组		

二、各章节 PBL 病例讨论

第一章 损伤与修复病例讨论

病例 1

病史摘要

患者,男性,40 岁。有 20 年烟龄,6 年前出现左下肢麻木、疼痛、间歇性跛行,1 年来疼痛加重,以接触冷水及夜间明显,局部皮肤温度减低、干燥,近来,患肢末端变紫、干瘪、失去知觉,临床诊断闭塞性脉管炎而截去病变肢体,大体观见图 1-7。

讨论题

(1)请描述该图所见。

(2)为什么病灶与正常组织分界清楚?为什么病灶是干燥的?为什么病灶呈黑色?

(3)该患者应当诊断为什么疾病?

(4)出现该病变的原因是什么?

(5)请解释该疾病的发展过程。

病例 2

病史摘要

患者,男性,65 岁。因上腹痛一周入院,B 超发现脾多发性实质性占位。既往有高血压、高血脂、冠心病。手术所见:脾外形稍大,于切面被膜下可见多个灰白、灰黄病灶,干燥、失去光泽、边界清楚、不整齐,周围有黑色出血带(图 P-1)。

讨论题

(1)请描述图中所见。

(2)脾脏出现了什么病变?该病变在显微镜下有什么特点?

(3)为什么病灶是灰白色、边界清楚?

第二章 血液循环障碍病例讨论

病例 3

病史摘要

患者,男性,56 岁。春节前夕,患者搭乘摩托车时意外倒地致左踝外侧受伤。经医院简单处理后回家。春节后,患者再次来到该医院就诊。X 线检查后发现原患部踝骨有粉碎性骨折,医院给予复位及钢针固定并住院疗伤。术后一般情况良好,但住院第 3 天起,患者左下肢从远端开始逐渐肿胀,医院给予甘露醇静脉点滴脱水治疗。至住院第 5 天中午 1 时许,正在病床上点滴输液的患者突然口吐白沫,全身抽搐,随即心跳呼吸停止。经抢救无效死亡。

尸检摘要

(1)左踝骨折复位钢针内固定术后,手术切口愈合欠佳。

(2)左下肢显著肿胀,比右侧下肢粗大了 1/3 强,皮肤指压凹陷,镜下见血管扩张充血,软组织重度水肿。

（3）右侧肺动脉主干腔被灰红灰白色条状固体质块堵塞，该凝块与血管壁结合不牢固易松脱。

（4）左侧肺下叶切面见拇指头大小、三角形、尖端指向肺门方向的暗红色实变病灶。

（5）左髂静脉管腔内有条索状灰红灰白色固体质块存在。

讨论题

（1）分析该病例存在哪些局部血液循环障碍？各局部血液循环障碍之间的关系如何？有什么后果？

（2）该例发生血液循环障碍的条件有哪些？

（3）试分析其死亡原因。

病例 4

病史摘要

患者，女性，23 岁。因妊娠高血压症心悸、气喘、下肢浮肿半个月，产后第三天突然心跳加剧、气喘、不能平卧。

尸检诊断

产后心脏病并子宫、卵巢静脉血栓形成；肺中、小动脉血栓栓塞并肺出血性梗死。

讨论题

（1）请结合病史演绎该病例肺出血性梗死发生病理过程，注意血栓产生的机制、血栓结局及栓子运行途径和对机体的影响。

（2）根据所学知识判断肺叶的淤血水肿与出血性梗死之间的相互关系。

第三章 炎症病例讨论

病例 5

病史摘要

患者，女性，47 岁。主诉：拔牙后牙龈肿胀、糜烂，伴发热 1 个月余。现病史：无诱因出现牙龈（左上第 2 磨牙）肿痛、糜烂，在当地医院拔牙后 3～5 天后出现发热，开始为低热，后体温升高至 39℃ 持续不退。半个月后到上一级医院行胸片检查发现肺部阴影，诊断为"牙龈炎、肺炎"，曾使用多种抗生素治疗，病情无好转而转入我院。

体格检查：体温 39℃，心率 130 次/分，呼吸 25 次/分，血压 146/83mmHg。两肺闻及少许湿啰音。两耳后各有一 3cm×3cm 肿物；血常规红细胞 $3.8×10^{12}$/L，白细胞 $14.19×12^9$/L。痰液及血液细菌培养阴性，泌尿生殖系统未检。胸部 X 线右中叶及左上叶多个灶性阴影。给予强力抗生素治疗病情仍无好转，后出现咳血痰两次，每次约 30ml，3 天后突然呼吸心跳停止，经抢救无效死亡。

尸检摘要

（1）两肺眼观饱满，质稍实，切面暗红，挤压时有粉红色泡沫样液体渗出。双侧各叶肺组织多个灰白色病灶，直径 0.3～1.2cm，界清。右中下肺胸膜纤维素性脓性渗出物覆盖。镜下见肺内多个实变灶，病灶边界清楚，内有中性粒细胞为主的炎细胞浸润，并可见紫蓝色细菌菌落，伴有支气管及肺泡壁等正常结构的破坏；小动脉管壁纤维素样坏死及血栓形成。

双肺肺泡间隔血管显著扩张充血,肺泡腔内有多量粉红色均质物。

(2)肾、脾明显肿大,见多个灰白色病灶,直径 0.3～0.8cm,界清。镜下病变性质与肺内病变相同。肾盂及输尿管未见明显病变。

(3)心脏眼观见浆膜下多发性黄白色病灶,血管扩张充血。镜下见心肌间质多灶性小脓肿形成,心肌间质动脉管壁纤维素样坏死及中性粒细胞浸润。

(4)两侧腮腺弥漫性肿大,包膜完整。镜下见左腮腺内多量淋巴细胞、浆细胞及中性粒细胞浸润,伴有灶性坏死及小脓肿形成;右侧腮腺有少量淋巴细胞浸润。两侧腮腺间质纤维组织及脂肪细胞增生。

(5)左上第二磨牙已拔除,该除处牙龈眼观稍肿胀,但黏膜光滑。镜下见多量淋巴细胞浸润和肉芽组织增生。

讨论题

(1)肺内病变有哪些,通过分析临床资料和尸检所见,判断其产生原因。

(2)肾、脾、心脏的病变性质是相同的吗? 为什么?

(3)该病例各器官组织的病变相互之间有什么关系?

(4)分析本例的主要疾病及死亡原因。

第四章 肿瘤病例讨论

病例 6

病史摘要

患者,男性,19 岁,学生。主诉反复血便 7 个月,腹部肿块 4 个月,术后症状加重 2 个月。现病史:自 5 月份起解鲜血便。纳差消瘦,间有腹痛,后于右下腹触及肿块,于 9 月在当地医院做结肠肿物切除,术中发现肝脏有多个灰白色的瘤结节。术后一般情况更差。右上腹出现肿块并迅速增大,伴右上腹部疼痛。过去史及个人史:无肝炎及结核病史,无烟酒嗜好,从未到过外地。体格体检:体温、心率、呼吸血压均在正常范围,消瘦,急性病容,心脏正常,右上腹及右下胸部稍隆起,肝上界于第 4 肋,下界平脐,质硬,表面凹凸不平,有轻压痛,神经系统及四肢脊柱均无异常。实验室检查:红细胞 4.4×10^{12}/L,Hb 122 g/L,白细胞 10.2×10^9/L,中性粒细胞 90％,血小板 12×10^9/L,CO_2CP 28.4mmol/L,NPN 28.5mmol/L,凝血酶原时间 15.5 秒(对照 14 秒)。AFP 阴性,B 超见肝内多发性占位病变,以右叶为主。

住院经过:入院后腹痛加剧。死前 35 天起反复出现神志模糊,意识障碍,烦躁不安,此时血糖测定为 1.7～1.55mmol/L(正常 3.9～5.8mmol/L)。采用抗癌和保肝治疗,因病情严重而死亡。

尸检摘要(A2471)(图 P-2;图 4-17)

(1)青年男尸,身长 158cm,体重 46kg,消瘦,皮肤巩膜无黄染,右胸下部及右上腹隆起,腹水 200ml,混浊。

(2)肝:5660g,31cm×7cm×14cm,红褐色,有大小不等的灰白色瘤结节,境界清楚,癌脐明显。切面见全肝均有瘤结节以右肝多见,中心有显著出血、坏死。镜下为腺癌。

(3)肺:暗红色,各肺叶均有灰白色瘤结节,黄豆大。肺门拇指头大淋巴结 3 个,质硬。镜下见肺及淋巴结均为腺癌。

(4)胰:100g,结构无改变,胰头淋巴结肿大约鸡蛋大,切面灰白色,中心有出血、坏死。

镜下见淋巴结有腺癌组织。

（5）腹腔淋巴结：腹主动脉旁淋巴结肿大粘连成 5cm×1.5cm×1.5cm 的肿块，肠系膜淋巴结亦粘连肿大，两处镜下均为腺癌结构。

（6）结肠：手术吻合口周围与大网膜、腹壁粘连，已无瘤块。复查九月份手术切除结肠标本的病理切片，诊断为腺癌 1～2 级。

讨论题

（1）做出病理诊断。

（2）肝、肺的癌肿是原发还是继发？根据是什么？

（3）本例肿瘤的转移途径有哪些？

病例 7

病史摘要

患者，女性，37 岁。主诉大便次数增多，大便带血半年余，其亲属中有两位几年前死于结肠癌。在我院肠镜检查见肠黏膜面无数个小息肉，其中一个直径 4cm，菜花状伴溃疡出血，予手术治疗。术后大体标本见（图 P-3），大息肉及小息肉镜下改变分别见（图 P-4）。

讨论题

（1）请描述本例的大体及镜下改变并给出病理诊断。

（2）什么叫癌前病变，讨论本例的可能病变过程，谈谈肿瘤的病因学、遗传学、原癌基因、抑癌基因在肿瘤形成中所起的作用。

附本例的相关临床资料

广西医科大学一附院全大肠切除、回肠贮袋肛管吻合术治疗 FPA 达全国先进水平。2003 年 1 月 13 日一附院大肠肛门病外科又成功地为一名家族性腺瘤性息肉病患者施行了全大肠切除、回肠贮袋肛管吻合术。家族性腺瘤性息肉病（FPA）是一种遗传性疾病，明确诊断后如不及时手术治疗将会出现恶变，预后极差。近年来，该科对 FPA 的外科治疗进行了较深入的探讨研究，先后为 30 多位 FPA 患者施行了全大肠切除、回肠贮袋肛管吻合术，取得了良好的效果，其医疗技术水平处于全国领先地位。

第五章　心血管系统病例讨论

病例 8

病史摘要

患者，女性，58 岁，退休工人。一年前，因事与儿子吵架时突然感觉心前区疼痛，同时感左上臂、左肩疼痛，伴气急、肢体冷、面色苍白、出冷汗，经休息、治疗后缓解。以后，每当劳累后，心前区疼痛等上述症状时有发生。今上午上街买菜回家上五楼后，感心前区剧痛，冷汗淋漓，休息后不能缓解，于下午五时送入我院。

体格检查：血压 90/60mmHg，面色苍白，心率 70 次/分，心音低钝，两肺呼吸音粗糙。急查心电图 V_2～V_6，Ⅰ 和 aVL ST 段抬高，Ⅲ 和 aVF ST 段下移；急查心肌酶谱，肌酸磷酸激酶（CK）620 U/L（急性心肌梗死后 6～8 小时开始上升，24 小时达到高峰，3～4 天恢复正常。正常参考值 24～170 U/L），天冬氨酸氨基转移酶（AST）50U/L（急性心急梗死后 6～12 小时开始增高，24～28 小时可达到正常值 2～15 倍，在梗死后 4～7 日内恢复正常范围，正常值约 8~40U/L),乳酸脱氢酶(LDH)240U/L(心肌梗死后 12~24 小时开始增高,3~4日达最高峰,正常参考值 100~240U/L)。

临床诊断考虑为心肌梗死,给予休息、吸氧、止痛镇静等治疗。次日上午 8 时突然出现呼吸困难、咳嗽、咳粉红色泡沫状痰等症状,经抢救无效死亡。

尸检摘要(图 P-5)

(1) 心脏:重 253g,大小为 14cm×14cm×4.5cm。心外形近似圆形。心外膜下有中等量脂肪沉积。依次剪开右心及左心,三尖瓣口可通过三个手指,二尖瓣口可通过两个手指;肺动脉瓣口及主动脉瓣口均无狭窄和扩张。左、右心房及心室皆扩张,乳头肌呈扁平;右心腔内充满暗红色流动性血液。右心室肌厚 0.1cm;左心室肌厚 1.3cm,但在左心室近心尖部明显变薄,最薄处为 0.2cm。左心室前壁及室间隔前 2/3 及乳头肌颜色变白,质硬,缺乏弹性;近冠状沟间的心肌亦有灰黄色或灰红色的斑状改变。各瓣膜无异常发现。二、三尖瓣腱索纤细,无变粗,无相互融合或缩短。卵圆孔闭锁。各心瓣膜的周长为:三尖瓣 13cm,肺动脉瓣 8cm,二尖瓣 10cm,主动脉瓣 8cm。用手触摸心冠状动脉,略感坚实变硬。左冠状动脉前降支起始部有较大的淡黄色的斑块致管腔显著狭窄,并见斑块处以下方的管腔被大量灰红色的干燥物质所充塞;其余管壁内膜也可见到散在的淡黄色斑块。右冠状动脉起始部2cm 也可见淡黄色粥样硬化斑。

组织学所见:左心室前壁下方及室间隔前 2/3 大部分心肌被纤维组织代替而形成瘢痕。瘢痕周围之心肌纤维核浓缩或溶解消失,甚至呈片状深伊红色,但肌纤维轮廓仍保存,坏死区周围有少许中性粒细胞浸润。心肌纤维横断为多数短段,短段之间有裂隙。左、右冠状动脉粥样硬化,致使管腔不同程度的狭窄。左冠状动脉前降支在硬化的基础上,有血栓形成,并使管腔完全堵塞。

(2) 肺脏:右肺重 880g,大小为 30cm×17cm×5cm,各叶间无粘连。肺浆膜呈灰红色,光滑发亮,触之柔软无硬结。肺切面呈红褐色,无实变区,压之有大量粉红色泡沫状液体自细支气管流出。支气管无扩张。左肺重 693g,大小为 24cm×17.6cm×4cm,其余所见与右肺同。肺门淋巴结呈黑色,无肿大,切面未见病灶。肺泡壁毛细血管扩张、充血和间质水肿而增厚,肺泡腔内充满红染的水肿液,其中混少量尘细胞和气泡。

讨论题

(1) 患者的主要疾病是什么?诊断依据是什么?解释心脏和肺病变之间的关系。

(2) 用你所学的冠脉循环解剖、生理以及病理知识解释患者临床表现的发生机制。

(3) 分析患者的死亡原因及发生机制

作业

(1) 现代医学研究结果发现,相当多的疾病与不良生活方式有关,请列举一些你所知道的疾病以及其相关的致病因素。

(2) 请对你的家人或同学进行饮食习惯及生活方式的调查,并根据已有的研究资料,总结哪些因素有助于预防冠心病、高血压病。

(3) 根据营养学知识,制定一份适合青年学生的食谱。

相关网址

(1) http://c56. cnki. net/kns50/single_index. aspx 检索中文期刊相关文章,检索词:动脉粥样硬化,冠状动脉粥样硬化性心脏病,合并症,诊断,预防,治疗。

(2) http://www.ncbi.nlm.nih.gov/entrez/query.fcgi? db=PubMed 检索外文期刊相关文章,检索词:atherosclerosis,Coronary Heart Disease,Coronary artery thrombosis,Angina pectoris,Myocardial infarction。

病例 9

病史摘要

患者,男性,37 岁。主诉:反复心悸、气喘、咳嗽 10 余年,发热、咳、喘加重 10 天入院。

现病史:患者 10 年前即感心悸、气喘、咳嗽,尤以体力劳动后明显。以后病情逐渐加重,自去年起不能参加体力劳动,反复下肢浮肿,甚至在休息时也感心悸气喘,咳白色泡沫状痰,偶尔有血痰。近 3 天来畏寒发热、咳喘加重,呼吸困难、不能平卧、不能进食、少尿,入院。

既往史:自幼常易患感冒咳嗽及关节肿痛。

体格检查:体温 38.6℃,脉细弱,血压测不到,呼吸 28 次/分。慢性重病容,神智清醒,端坐呼吸,面色青紫,三凹征明显,颈静脉怒张,四肢冰冷。听诊心肺满布湿啰音,心率不整 90～116 次/分,心音强弱不等,心尖部闻舒张期隆隆样杂音和收缩期吹风样杂音,心尖搏动向左移,主动脉瓣区闻收缩期吹风样杂音。腹部有移动性浊音,肝于肋弓下 4 横指处触及,质中等硬,有触痛,脾触诊不满意,两下肢明显水肿。

实验室检查:NPN 66mmol/L(正常值 14.3～25.0mmol/L),CO_2CP 8mmol/L(正常值 22～31mmol/L),Hb 60g/L(正常 120～160g/L),白细胞 14.6×10^9/L(正常值 4×10^9～10×10^9/L)。

入院后即给予各种对症处理,血压一直不升,于住院 7 小时后死亡。

尸检摘要(A2510)

(1) 心脏:重 675g(正常重 250～270g),体积明显增大,左右房室腔明显扩张肥厚,左室壁厚 1.5cm,右室壁厚 0.5cm,左房扩张尤为明显。二尖瓣粘连、增厚,变硬,无弹性,有硬结;瓣口呈鱼口状高度狭窄,约 1cm×1cm,小手指难通过;腱索缩短、增粗、粘连;主动脉瓣增厚、变硬、粘连;三尖瓣、肺动脉瓣无明显改变。镜下见二尖瓣纤维组织高度增生伴玻璃样变,局部有钙盐沉积。近心内膜处心肌可见多个由组织细胞构成的结节状病灶,病灶中心有少量纤维素样坏死,周边有少量成纤维细胞、淋巴细胞。组织细胞体大、胞质丰富、核染色质集中于核的中央。心肌间质有广泛灶性纤维化。

(2) 肺:两肺质地坚实,暗红色,表面及切面可见散在的棕褐色斑点。镜下见各肺叶肺泡间隔增宽,纤维组织增生,毛细血管扩张充血,肺泡腔内有多少不等的淡红色液体及聚集成堆的巨噬细胞,部分巨噬细胞的胞质内含棕黄色颗粒,部分肺泡腔内可见多少不等的红细胞。两肺各叶部分细支气管腔内及其周围肺泡内有大量中性粒细胞浸润。

(3) 肝:重 1540g,质地中等硬,表面及切面略呈红黄相间的花纹状。镜下见肝窦普遍扩张充血,肝小叶中央区的肝细胞索萎缩、离断或消失,小叶边缘的肝细胞有程度不同的脂肪变性,汇管区纤维组织增生。

(4) 脾:重 150g,质地坚实,表面及切面呈红褐色,脾小梁增粗。镜下见脾窦扩张充血,脾索增宽,轻度纤维化,脾小体萎缩。

(5) 胃、肠:眼观胃肠黏膜充血,黏膜皱襞增宽。镜下见固有层及黏膜下血管扩张充血。

(6) 其他:左、右胸腔淡黄色清亮液体分别为 300ml 和 450ml。腹腔淡黄色澄清液体约

600ml,两下肢明显水肿。肺、肾、肾上腺和胰腺等多处可见微血栓形成。

讨论题

(1) 本例主要病变在哪些脏器,相互间关系如何?

(2) 本例的病理诊断是什么?

(3) 如何用病理变化解释临床表现?

第六章 呼吸系统病例讨论

病例 10(转自中华病理学杂志)

病史摘要

患者,女性,34 岁,因发热(体温 39~40.1℃)1 周,咳嗽、咳白色泡沫痰、畏寒、全身酸痛 4 天,加重伴心悸、呼吸急促 2 天入院。体格检查:体温 37.8℃,脉搏 78 次/分,呼吸 30 次/分,血压 78/54mmHg。急性重症面容,双肺可闻及湿啰音。实验室检查:血常规:白细胞 2.4×10^9/L,中性粒细胞 78%,淋巴细胞 17%,Hb 96g/L。血气分析结果为 pH 7.40,pO_2 3.86kPa,pCO_2 6.04 kPa,血氧饱和度 55.9%(提示低氧血症)。肝、肾功能及电解质未见异常。X 线胸片(图 P-6)示双肺中下部大片高密度影,密度不均,左侧肋膈角不清。

入院后抗感染、抗病毒、纠正休克、持续给氧等对症处理,治疗效果不显著,家属拒绝行"人工呼吸机治疗",终因病情不断恶化,呼吸循环衰竭,经抢救无效于次日 21 时死亡。

流行病学:死者生前在农村从事家禽宰杀工作,调查发现死者发病前家中出现病鸡 3 只,其中 1 只死亡,并由死者宰杀,其周围邻居共有 108 只家禽发病。

尸检摘要

1. 大体检查 瞳孔散大,口腔、鼻腔有少许淡红色泡沫样分泌物溢出。胸腔内可见淡黄色液体约 250ml。右肺重 785g,左肺重 770g,双肺暗红色,明显实变,尤其以左肺下叶和右肺下叶显著(图 P-7),与胸腔轻度粘连,切面有淡红色泡沫状液体溢出,挤压时更明显;气管及支气管黏膜下充血,腔内有淡红色泡沫状分泌物,气管下段明显。

心脏重 280g,心室内见暗红色血凝块。肝脏重 1380g,灰红,表面光滑无结节,切面质均。脾脏重 175g,表面光滑暗红色。左肾重 140g,右肾重 120g,包膜容易剥离,表面光滑无结节,切面皮髓质分界清楚,髓质轻度充血。腹腔内有淡黄色液体 200ml,胃、肠胀气明显。脑重 1410g,表面血管淤血,脑回稍微增宽,左侧小脑扁桃体轻度压迹。其余脏器未见明显异常。

2. 显微镜检查

(1) 肺脏:肺胸膜脏层充血水肿,部分区域炎性渗出。肺泡腔内充满淡红色粉染物(水肿液)和不等量的各种炎细胞,以淋巴细胞、单核细胞、浆细胞和吞噬细胞为主,少许中性粒细胞,肺泡腔内还可见脱落退变、坏死的肺泡上皮细胞。部分肺泡腔内还可见大量红细胞,透明膜形成,形成的透明膜部分不连续或不完整。可见肺泡Ⅱ型上皮增生(图 P-8),肺泡间隔部分轻度增宽,血管扩张充血,炎细胞浸润,炎细胞类型同肺泡腔内。未见巨核细胞及细胞核内或质内包涵体。肺泡间隔内血管未见纤维素性血栓。支气管和细支气管壁亦明显的炎性改变。

(2) 心脏:部分心肌纤维变性肿胀,横纹消失,部分心肌纤维固缩,肌质溶解、模糊不清。间质轻度水肿。部分心肌纤维脂肪变性。血管内淤血。

（3）脾脏:红髓淤血,部分脾窦内可见少许炎细胞浸润,炎细胞类型同肺泡腔内的炎细胞。

（4）肝脏:肝小叶结构正常,肝细胞轻度水肿,间质轻度淤血,部分汇管区可见少许淋巴细胞浸润。

（5）肾脏:多数肾小球毛细血管扩张、淤血,肾间质血管淤血,髓质更明显。

（6）脑组织:大脑、小脑及脊髓神经细胞和小血管周隙扩大,血管淤血。

3. 病原学检查 疾病预防控制中心对患者样本进行禽流感相关检测,患者标本 H5N1 禽流感病毒核酸阳性,在死者的肺组织和气管分泌物样本中分离出 H5N1 禽流感病毒,并经中国疾病预防控制中心复核。

讨论题

（1）本例的病理诊断及死亡原因是什么？

（2）相应的病理变化是如何造成的？

（3）相应的临床表现是如何产生的？

（4）禽流感病毒的特征及致病性怎样？

（5）如何检测高致病性禽流感？

（6）你认为在诊断本例后,应采取哪些措施控制疾病的流行？

病例 11

病史摘要

患者,女性,46 岁,农民。因发热、畏寒伴咳嗽 7 天入院。住院后 42 小时死亡。起病当天,患者下地劳动,午后遇雨衣服湿透。当晚回家感觉畏寒,以为感冒,没有进食就上床休息。次日继续畏寒发热并加重。病后第 3 天持续高热并表现呼吸急促、胸闷、胸痛(咳嗽时更痛)、咳少量黏稠铁锈色痰液。发病后第 7 天患者陷入昏迷才急诊入院。

体格检查:急性重病容,半昏迷状态,检查不合作。体温 39.8℃、心率 154 次/分、呼吸 52 次/分、血压 80/40mmHg。口唇发绀。左肺扣诊为实音。心音弱。右肺呼吸音增粗。左肺呼吸音减弱,可闻支气管呼吸音。左胸可闻胸膜摩擦音。

实验室检查:红细胞 $3.53×10^{12}$/L（353 万/mm³）;白细胞 $13.4×10^9$/L（13400/mm³）、中性分叶核 80%;痰液涂片查出革兰阳性双球菌。X 线检查显示:左肺上下叶均匀致密阴影。

入院后体温稽留于 40.2～41.8℃之间,心率 140 次/分,呼吸 50 次/分左右。

尸检摘要

心重 254g,各瓣膜口无特殊。肝重 1652g,肝内胆管壁增厚,有肝吸虫寄生。脾重 303g,被膜紧张,质地软,髓质大量网织细胞增生及中性粒细胞浸润。右肺重 610g;左肺重 1215g,切面灰白致密。

讨论题

（1）本例的主要的病症是什么？哪些是主要的？哪些是次要的、伴发的？其病理依据分别有哪些(除了病例已经给出的,还应该有哪些病变)？

（2）如何认识李某的死亡原因(因为什么疾病、损伤、中毒等而死亡;直接死于什么疾病、损伤、中毒等的并发症)？

（3）死者的病理变化是否符合其生前的临床经过和表现？

第七章　消化系统病例讨论

病例 12

病史摘要

患者,男性,42岁。因参加宴会2小时后突然上腹剧痛,并放射到肩部,呼吸时疼痛加重3小时,急诊入院。10多年前开始上腹部疼痛,以饥饿时明显,伴反酸、嗳气,有时大便潜血实验阳性,每年发作几次,多在秋冬之交或饮食不当时发作,服碱性药物缓解。5年前曾发生柏油样大便伴乏力,进食后上腹痛加重,伴呕吐,呕吐物为食物,经中药治疗后缓解。体格检查:脉搏110次/分,血压13.3/8kPa,呼吸浅快,神清,心肺(一),腹壁硬、全腹压痛、反跳痛,腹部透视双侧膈下积气。临床诊断十二指肠溃疡穿孔。

讨论题

(1) 你同意临床诊断吗? 为什么?

(2) 该患者可出现的病理改变有哪些? 镜下可见哪些病理变化?

(3) 用所学过的病理知识解释疾病的症状、体征以及并发症。

第八章　肝脏疾病病例讨论

病例 13

病史摘要

患者,男,35岁。主诉因乏力、纳差、尿黄、眼黄、腹痛3天入院。体格检查:体温39℃、心率108次/分、呼吸22次/分、血压100/70mmHg。急性热病容,皮肤巩膜重度黄染,全身皮肤无淤斑淤点。牙龈出血,全身浅表淋巴结无肿大。腹肌紧,腹部略有膨隆,全腹无压痛及反跳痛,未触及肝脾肿大,肝区叩痛,移动性浊音(±)。既往无特殊病史。

实验室检查:抗-HBV IgM(+)、总胆红素357.3μmol/L(正常参考值1.7~17.2μmol/L)、直接胆红素219.2μmol/L(正常参考值0~6.8μmol/L)、γ-谷氨酰转肽酶311U/L(正常参考值11~50 U/L)、天冬氨酸氨基转移酶778 U/L(正常参考值8~40 U/L)、丙氨酸氨基转移酶477U/L(正常参考值8~35 U/L)、白球蛋白比32/21(正常参考值40~55/20~30g/L)、白细胞4.1×10^9/L、红细胞3.73×10^{12}/L、血小板53×10^9/L、血红蛋白115g/L(正常参考值120~160g/L)、中性粒细胞45%(正常参考值50%~70%)、淋巴细胞55%(正常参考值20%~40%)、凝血酶原活动度23%、总胆固醇2.15mmol/L(正常参考值2.86~5.96mmol/L)、三酰甘油2.49mmol/L(正常参考值0.22~1.21mmol/L)。B超肝体积无明显改变,胆囊壁明显水肿,囊腔缩小。胸片未见异常。心电图未见异常。

诊治经过:入院初步诊断:①急性病毒性肝炎;②发热原因待查。治疗给予抗病毒、护肝及对症支持治疗。入院1天后患者出现烦躁、扑翼样振颤、呼吸急促、少尿,继之无尿,口腔黏膜出血,全身散在淤斑淤点。实验室检查:尿素氮186mmol/L(正常参考值3.2~7.1mmol/L),肌酐160.5mmol/L(正常参考值53~108mmol/L),血氨15.5μg/L(正常参考值1~1.5μg/L),血钾3.0mmol/L(正常参考值3.5~5.5mmol/L),血钠132mmol/L(正常参考值135~155mmol/L)。脑电图可见节律变慢,两侧同时出现对称的高波幅δ波。经对症支持治疗,因呕血、便血、昏迷于入院后第3天抢救无效,宣告临床死亡。

尸检摘要

(1) 死者发育中等,营养中等,皮肤黏膜极度黄染,全身浅表淋巴结未发现肿大。切开胸腔,见双侧胸腔各有淡黄色积液 200～220ml,上呼吸道、气管、支气管及两侧肺切面未见病灶,气管、支气管、肺门淋巴结未见肿大。心包腔及心脏未见明显病变。腹部膨隆,腹腔内有淡黄色积液约 300ml。肠管高度扩张。食管和胃黏膜静脉曲张,广泛黏膜下出血,胃腔内有少许咖啡样物。肠黏膜高度水肿,黏膜下血管迂曲及出血。

(2) 肝脏:请观察并描述大体标本及切片所见(图 P-9)。

(3) 脑:重 1450g,脑回增宽,肿胀,血管扩张充血,并可见枕骨大孔疝。说明该病变产生的机制。

(4) 肾:左右分别重 145g 和 150g。苍白,显微镜下见肾小管上皮细胞变性、脱落,管腔内充满坏死细胞、管型和渗出物。

讨论题

(1) 请问患者的主要疾病是什么?其他脏器的病变有什么?诊断依据是什么?各脏器病变的关系怎么样?

(2) 该病例的病原体是什么?根据其形态和免疫学特征,说明目前临床常用的检查方法的原理,并请结合所提供的病例分析其致病机制。

(3) 用所学的生化、生理以及病理知识变化解释患者为什么会出现出血、黄疸、肝功能改变、昏迷等临床表现。

(4) 拓展性训练:解释患者肾脏病变形成的机制,并解释其临床出现的相应表现(少尿及电解质等)。

参考书目及相关网站

(1) 检索中文期刊相关文章,检索词:肝炎,肝功能衰竭,合并症,诊断,治疗。

(2) http://www.ncbi.nlm.nih.gov/entrez/query.fcgi? db＝PubMed,检索外文期刊相关文章,检索词:hepatitis,fatal,hepatic failure。

(3) http://www.uphs.upenn.edu/path/Educat.html,学习 anatomic pathology。

(4) http://www.lmp.ualberta.ca/education/dmed514/acute_renal_failure/image24.htm,学习肾功能障碍章节。

(5) http://www.gastroresource.com/GITextbook/en/Chapter14/14-4.htm,学习肝脏疾病病理学特点。

病例 14

病史摘要

患者,男性,35 岁,工人。主诉:反复右上腹胀痛 9 年余,疼痛加剧、黄疸加深 10 天。现病史:9 年前开始有右上腹肝区疼痛,为钝性痛或胀痛。1 年前出现黄疸,尿浓茶样,经治疗黄疸仍不断加深,肝痛不断,入院前两天曾发生呕吐,吐出胃内容物,无血。过去史:个人有饮酒嗜好,否认吃过生鱼,家人无类似疾病。

体格检查:体温 36.8℃,心率 82 次/分,呼吸 20 次/分,血压 16/8kPa(正常 18.6/12kPa),巩膜及全身皮肤黄染,胸部皮肤可见数颗蜘蛛痣。肝肋下未触及,剑突下 2.5cm,质硬,表面结节状,轻度压痛,脾大肋下 2.5cm,腹部膨隆。血清 HBsAg(＋)。食管钡餐见黏膜呈虫咬状,诊为食管中下段静脉曲张。经住院治疗,黄疸仍不退,疲倦嗜睡,腹水增加,反应迟钝,渐进入昏迷状态,最后呼吸心跳停止死亡。

尸检摘要(A2382)

(1) 全身皮肤、巩膜深度黄疸,腹部膨隆,腹腔有茶黄色清亮液体 2000ml,左右胸腔有同样性质液体各 500ml。下肢浮肿。

(2) 心脏:重 289g,未见病变。

(3) 肺脏:左肺与胸壁粘连,各肺叶间也有粘连,肺表面及切面有小灶性出血,右肺无粘连。

(4) 肝脏:肝重 1220g,表面高低不平,布满绿豆或黄豆大之小结节,肝边缘较锐利,质地变硬,切面可见弥漫性分布小结节,结节境界清楚,淡黄色,结节直径多为 2～3mm,结节间为纤维组织,纤维间隔宽约 1～3mm。胆管扩大,左叶胆管内有一褐色结石,直径 0.3cm,其余胆管尚可见较多泥沙样结石。镜下观肝组织结构紊乱,纤维组织增生及假小叶形成,大部分假小叶肝细胞有不同程度坏死,纤维组织中较多慢性炎细胞浸润,肝细胞淤胆,小胆管内胆栓形成。

(5) 脾脏:重 780g,体积明显增大,切面暗红色。镜下脾窦扩张充血,脾索纤维组织增生,脾小体萎缩。

(6) 食道下段:黏膜下静脉索状隆起,稍迂回呈紫色。

(7) 小肠下段:黏膜淤血及散在斑点状出血。

讨论题

(1) 做出本例病理诊断,说明各脏器病变之间的联系。

(2) 以病理变化解释临床表现。

(3) 主要疾病是什么? 死亡原因是什么?

第九章 泌尿系统病例讨论

病例 15

病史摘要

患者,男性,35 岁,教师。主诉头昏、面部浮肿、尿少 3 个月。现病史:3 个月前,反复出现浮肿,初时以清晨眼睑部为主,以后逐渐发展至全身浮肿。入院前 5 天,浮肿愈趋加重,尿少,近两天头痛头晕、气促、无尿,继而神智模糊,昏迷不醒。过去史:数年前曾有过一次脸部浮肿,入院前血压 130/110mmHg(24/14.7kPa)。

体格检查:慢性重病容,面色苍白,全身浮肿,心界向左扩大,腹部膨隆,血压 190/110mmHg(21.3/14.7kPa)。

实验室检查:红细胞 $30×10^{12}/L$,Hb 73g/L,白细胞 $18×10^9/L$,中性分叶核 88.5%,NPN 114.4mmol/L(160mg/dl),CO_2CP 10.2mmol/L(20.3Vol%)。入院后经一系列抢救无效死亡。

尸检摘要(A2160)

(1) 成年男尸,身长 155cm,体重 50kg。全身苍白、浮肿,腹水 500ml,左右胸水各 700ml,色淡,稍混浊。

(2) 心脏:重 345g,体积增大(大于死者右拳),右心室腔无扩张,左心室壁厚 1.4cm,右心室壁厚 0.2cm。

(3) 肺:两肺下部肺膜明显变粗糙,无光泽,有小片状黄白色纤维索附着,有局限性纤维组织增厚,脏壁层局部有粘连。镜下支气管腔内有少量纤维素和液体渗出及少数红细胞,部分肺泡腔内有中性粒细胞及较多纤维素,呈出血性纤维素性支气管肺炎改变。

（4）肾脏:左肾重 45g,右肾重 50g,两肾体积变小,表面有均匀小颗粒隆起,切面皮、髓质均萎缩变薄,特别是皮质,局部皮、髓质分界不清。镜下见大多数肾小球纤维化、玻璃样变,周围肾小管萎缩消失,纤维组织增生,并有散在慢性炎细胞浸润。部分肾小球肾小管代偿性肥大、扩张;肾内细小动脉硬化,管壁变厚,玻璃样变,管腔变窄。

（5）脾:中央动脉管壁增厚,玻璃样变,管腔狭小。腹主动脉分支处有黄白色粥样硬化斑块。

讨论题

（1）做出本例病理诊断,各脏器病变有何联系?

（2）以病变解释临床主要症状。

（3）本例主要疾病是什么? 死因是什么?

第十章　造血系统病例讨论

病例 16

病史摘要

患者,男性,14 岁。发现两颈部肿块 2 月余,无痛,增大较快,近 1 月来发热、咳嗽、气喘不能平卧入院。体格检查:贫血、消瘦,全身浅表淋巴结肿大、质硬,大者如鸡蛋,小者如花生米,活动差,以右颈部淋巴结肿大最明显,互相粘连融合。X 线检查见纵隔阴影增宽及两肺灶性阴影。

病理检查

大体检查:受累的淋巴结肿大,多数肿大的淋巴结已互相粘连融合形成结节状巨块(少数被膜尚未受破坏的淋巴结边界尚清楚),质地坚韧或稍脆,切面灰白色或灰红色,均匀细腻,中心可见大小不等的出血坏死灶。

镜下检查:淋巴结肿大,正常结构(淋巴滤泡、淋巴窦、淋巴索)大部分或全部遭破坏,被增生的细胞取代。增生的成分包括肿瘤型成分和反应性成分两类。肿瘤性成分包括单核、双核、多核 R-S 细胞等等,其特征是瘤细胞体积大,形态不规则,胞质丰富,核大、核仁嗜酸性。最典型的 R-S 细胞又称"镜影细胞"(双核对称、核仁粗大、红染、核周有透明空晕),具有诊断意义。反应性成分包括多少不等的淋巴细胞、嗜酸粒细胞、浆细胞和组织细胞等多种成分,尚可伴坏死或纤维化。

讨论题

（1）写出本例的病理诊断。

（2）分析本例各个脏器的病变关系。

第十一章　女性生殖系统病例讨论

病例 17

病史摘要

患者,女性,60 岁。1 年前有不规则阴道出血及大量恶臭白带。半年前开始腹痛,有脓血便,量不多,每日 3～4 次,同时有里急后重感,无发热,食欲尚可。3 个月前左下肢肿胀并伴有腰骶部疼痛,小便正常,无咳嗽咳痰。30 年前曾有结核病史。体格检查:血压 150/90mmHg,轻度贫血貌,体质消瘦,心肺(一);腹稍胀,下腹部有压痛,左侧腹股沟有一不规则肿块,固定不易推动,下腹壁及左下肢水肿。肛门指诊:直肠前壁可触及一稍硬而不规则的肿块,有压痛,指套带血。妇科检查:外阴水肿,阴道不规则狭窄,宫颈外口有一菜花状肿物突入阴道,并浸润阴道壁。活检,病理诊断为鳞状细胞癌。大便常规:脓血便,红细胞(＋＋＋＋),脓细胞(＋),白细胞(＋＋)。

讨论题

(1) 该患者的诊断?

(2) 脓血便的原因是什么?

(3) 下肢水肿的发生机制是什么?

病例 18

病史摘要

患者,女性,30 岁。一年前人工流产一次。近 3 个月来阴道不规则出血,时常有咳嗽、咯血、胸痛、头痛、抽搐等症状,伴全身乏力,食欲减退。死前一天早晨起床后突感头痛,随即倒地、昏迷、瞳孔散大、呼吸、心跳停止。

尸检摘要

患者消瘦贫血状,腹腔内有血性液体约 400ml,双侧胸腔中也有同样性状液体 100ml。心脏重 320g,外膜光滑,未见增厚、粘连。肝脏重 3200g,表面有数个 1～2.5cm 直径的出血性结节,结节中心出血坏死,中心凹陷,形成癌脐,切面上见数个出血性结节,有融合。肺表面有 1cm 直径的结节伴出血,坏死。脑表面有多个出血性病灶,直径 1.5cm,脑组织水肿。子宫后壁见直径 3cm 的出血性结节,质脆而软,浸润子宫肌层并穿破肌壁达浆膜,在子宫或盆腔也有不规则的出血性肿块,两侧卵巢上可见两侧卵巢。

讨论题

(1) 请做出本例病理诊断。

(2) 该患者为什么会出现阴道不规则流血? 为什么两侧卵巢会出现两侧卵巢?

(3) 本例的死因是什么?

第十二章 内分泌疾病病例讨论

病例 19

病史摘要

患者,女性,23 岁。颈部肿块逐渐增大 2 年。体检发现右叶甲状腺单个、质硬结节。实验室检查 T_4 93nmol/L(正常参考值 65～155nmol/L),血清钙正常。B 超检查右叶实质性占位,行外科手术切除。大体标本见甲状腺有一个结节,边界不清楚,局部囊状,有多个乳头状突起。镜下切片见图 P-10。

讨论题

(1) 本例病理诊断如何? 区别良、恶性的主要根据是什么?

(2) 此病变的可能生物学行为有哪些?

(3) 甲状腺癌的四种组织学类型为什么,镜下各有何特点?

第十三章 结核病病例讨论

病例 20

病史摘要

患者,女性,53 岁,农民。主诉咳嗽、咳痰、消瘦一年多,症状加剧 2 个月,声嘶及下肢浮肿半个月。现病史:从某年十一月开始咳嗽、咳痰,并不断加剧,反复出现畏寒、发热、胸痛,曾咯血数次,最多者达几百毫升,咯血后症状加重。至第二年咳痰量增加,精神萎靡不振,体质更弱,并有腹痛、腹泻或便秘交替出现。第三年上述表现加重,出现声音嘶哑,咽喉疼痛、吞咽困难,下肢浮肿。过去史:过去身体较弱,易患感冒。家族史:有一女儿,体质弱,患结核性脑膜炎死亡,生前一直由患者护理。

入院检查:体温 38℃,红细胞 $2.8\times10^{12}/L$,白细胞 $8\times10^9/L$,慢性重病容,消瘦,贫血外貌,两肺满布小湿啰音,腹部有压痛,X 线透视右肺上部大小不一的透亮区及斑片状阴影,痰抗酸杆菌检查阳性。

尸检摘要(A1507)

(1) 体重 37kg,身长 165cm。全身消瘦苍白,双下肢凹陷性水肿。右胸气胸试验阳性。两侧胸膜脏层与壁层广泛纤维性粘连,两侧胸腔积液、腹腔积液各 600ml,呈淡黄色稍混浊。

(2) 心脏:重 170g,外膜皱缩,脂肪组织减少,血管迂曲。心肌褐色,左心室壁心肌厚0.7cm,心内膜及瓣膜无病变。镜下见心肌细胞质内脂褐素沉积。

喉及气管:黏膜水肿粗糙,有粟粒大小结节数颗,灰白色,镜下见干酪样坏死及结核结节。

(3) 肺脏:两肺膜粗糙,有纤维组织连于肺膜,肺膜厚薄不一,在增厚的右上肺膜下,有一厚壁空洞,右肺各肺叶可见散在大小不一的黄白色实变病灶,部分实质灶中可见较小的无壁空洞,肺上部的病变较明显。镜下见厚壁空洞壁内层为干酪样坏死物,中层为结核性肉芽组织,外层为纤维组织,周围肺组织纤维化。散在的黄白色实变灶镜下为大片红染无结构的干酪坏死物,其周围肺组织有纤维素样物及炎细胞渗出。抗酸染色见红染杆菌。

(4) 肠:小肠中下段见十多处圆形或腰带状溃疡,其边缘不整呈鼠咬状,溃疡相应的浆膜面见粟粒大小灰白结节,镜下见黏膜下层干酪坏死脱落,底部见结核结节。

(5) 其余脏器重量减轻。

讨论题

(1) 本例的病理诊断是什么?

(2) 各器官的病变哪个是主要的? 它们之间有何关系?

(3) 以病变来解释临床表现。

(4) 死亡原因是什么?

第十四章 传染病病例讨论

病例 21

病史摘要

患者,男性,35 岁。因腹痛、脓血便 2 个月来诊。患者 2 个多月前出差回来后突然发热达 38℃,无寒战,同时有腹痛、腹泻,大便每日 10 余次,为少量脓血便,伴里急后重,曾到附近医院检验大便有多数白细胞,口服几次庆大霉素和小檗碱好转,以后虽间断服用小檗碱,但仍有黏液性便,左下腹不适,自觉日渐乏力遂来诊。病后进食减少,体重似略有下降,具体未测,小便正常,睡眠尚可。既往体健,无慢性腹泻史,无药物过敏史,无疫区接触史。

体格检体:体温 37.2℃,心率 86 次/分,呼吸 20 次/分,血压 120/80mmHg,无皮疹和出血点,浅表淋巴结未触及,巩膜不黄,咽(一),心肺(一),腹平软,左下腹轻压痛,无肌紧张和反跳痛,未触及肿块,肝脾未触及,腹水征(一),肠鸣音稍活跃,下肢不肿。

实验室检查:血 Hb 129g/L,白细胞 $11.4\times10^9/L$,N 78%,L 22%,PLT $210\times10^9/L$,大便常规为黏液脓性便,白细胞 20～30 个/高倍,偶见成堆脓球,红细胞 3～5 个/高倍,尿常规(一)。

讨论题

(1) 写出本患者的诊断及诊断依据。

(2) 提出鉴别诊断。

(3) 提出进一步检查的措施。

(4) 提出治疗原则。

(吕自力)

附　录

附一　大体与切片标本观察方法

一、大体标本一般观察方法和注意事项

标本的大体观察非常重要,要全面仔细观察和描述病变。各器官系统、各种疾病的大体标本的观察方法是不相同的,具体的观察方法在附三"各器官的观察方法"中详细叙述,这里仅就大体标本的一般的观察原则加以介绍:

1. 判定所观察的标本是什么组织或器官　运用已经学过的解剖学知识,首先认出标本是何组织或器官,是哪一侧的(指成对的有明显解剖学标志能分出左右器官如肺等)或是该组织器官的哪一部分(如心、脑、肠等的哪一部分)。

2. 判定该标本中有无病理变化(病变)　在判明是何器官组织之后,就要运用所学的该种器官组织的解剖学知识观察它有无异常,即有否病变。为避免遗漏病变和培养我们的科学作风,在观察标本时应当按一定程序进行观察、描述。一般的观察程序如下。

(1) 首先检查器官的大小、重量、形状、颜色、硬度等,看有无异常。然后再按该器官、疾病的需要切开进行检查。

(2) 切开的实质性器官的检查顺序往往是自外向内逐一进行,即被膜→实质→腔道及血管→其他附件等。如肺即胸膜→肺实质→气管、血管→肺门淋巴结等,肝即被膜→肝实质→胆管、血管→肝门等。脏器的形态有否变形,表面光滑度、颜色及硬度有无改变,包膜有无增厚,边缘变钝还是变锐,切面结构有否异常。

(3) 对空腔器官的检查顺序往往是自内向外逐一进行(当然自外向内亦可)。如心脏即心腔及内容物(血)→心内膜、各瓣膜→腱索、乳头肌及肉柱→心肌→心外膜→冠状血管等,胃肠则先为肠腔、肠内容→黏膜→黏膜下层→肌层→浆膜层及肠系膜等。要注意内腔大小变化,腔内壁粗糙或平滑?有无溃疡或肿物,腔壁厚薄,腔内容物的性状,腔外壁有无粘连等。

(4) 病灶:指限局性的病变区域。如有病灶应注意观察下述变化:①数目:是一个还是多个;②分布及位置:是均匀散布在整个脏器或仅限于脏器的某一处;③形态:如囊状、乳头状、菜花状、圆形、椭圆形等;④大小:可用厘米计量亦可用实物来形容;⑤边缘:整齐或不规则,界线清楚或模糊;⑥颜色:暗红色表示病灶内含血量多,黄色表示含有脂肪或类脂,绿色或黄绿色表示含有胆汁,肺或肺门淋巴结之黑色斑点多为炭末沉着,半透明胶胨状表示富有黏液,灰黄色提示为坏死灶;⑦硬度:是软或硬,实性或海绵状。组织变硬常表示纤维组织增生或钙化甚至骨化,组织变软常提示有液化性坏死甚至囊性变;⑧切面:是凹陷或肿胀突出;⑨与周围组织的关系:界线明显或模糊不清,有无压迫或破坏周围组织,病灶以外的组织有何改变;⑩诊断:器官名称+病变。如肝淤血、肺水肿等。

3. 判定病变的性质及其发展的阶段　主要是运用我们学习的病理学的知识对标本进行鉴别的分析综合过程。在这一过程中一般可按下列三个步骤进行。

（1）实事求是地观察和描述标本中病变的形态特点,这是我们诊断能否正确的重要基础。标本中有什么就描述什么,绝不要凭空地或按一般的理论去套、去推想。当然也不应遗漏次要病变。

（2）根据已观察到的病变形态特点和所学的病理知识,初步判定一下该病变可能属于哪一种或由哪几种病理过程而来。如血液循环障碍、物质代谢障碍、炎症、肿瘤等等。还必须指出,有时应首先鉴别此种变化是生前的还是死后的变化。如血管心脏内的血液凝固就需要鉴别是生前的血栓还是死后的凝血块。

（3）在上述的判定基础上可能初步确定是哪种病理过程的病变,也可能还符合两种以上的病变。我们还可结合标本的形态特点进一步学习各有关章节理论知识,并参考其他已知的情况（如该病例的病史、病因、年龄、性别等等）便容易鉴别出是哪种病变。

还应指出,一经确定是哪种病变,随之而来的便是该病变属于哪个发展阶段。这也是很重要的。因为我们看到的标本都是各疾病的某一发展阶段的片断,可能是初期、中期或是晚期,我们要运用所学的理论知识进行判定属于哪一发展阶段。

4. 在学习、观察一种病变时尽量做到几个联系,主动训练逻辑思维和推理等能力

（1）动与静的联系:把片段的静止的标本与该病变在人体内变动的发生发展到结局的辩证过程联系起来加深对理论的认识。

（2）宏观与微观的联系:从大体标本中的改变联系到切片中会出现什么改变。这样能从宏观到微观更扎实地掌握该病变。

（3）与临床密切的联系:从标本的病变出发主动联系该患者有什么临床表现。这样既能提高我们掌握和运用理论的自觉性,又为将来学习有关临床课打下较好的基础和架起了桥梁。

（4）各病变间的联系:有两种以上病变的标本,还应注意分析判定各种病变间互相有无联系。它们是同一病理过程的病变组合,还是互无关系的不同疾病。如一心脏标本,冠状动脉有粥样硬化和有血栓形成,同时还有心肌梗死。这三种病变则依次有因果关系。而另一心脏标本冠状动脉有粥样硬化。二尖瓣上有血栓形成,它们之间则无因果关系,是性质不同的两种病变。

还应强调的是,从开始观察标本一直到我们做到几个联系,自始至终都应严格地贯彻实事求是的精神,观察标本要全面细致,分析问题、进行推理都要有科学的根据。绝不可以不经全面观察,而主观地、脱离实际地空谈理论,我们必须在学习过程中培养训练这种科学作风。

5. 观察大体标本的注意事项

（1）固定液:同学们所观察的大体标本是取自尸体或临床手术切除的活体标本。为了保存均需用一定的固定液。最常用的固定液为10%的中性福尔马林（甲醛）固定液,是无色透明液体。由它固定后的标本,组织呈灰白色,血液呈暗黑褐色。有时为了保持标本的原来颜色而用原色固定液（凯氏固定液）,为淡黄色透明液体。经它固定后的组织基本上保持原色不变。所以血清或富于血液的组织或病变仍为红色。在观察标本时应当注意所用的是哪种固定液。

（2）在观察标本时要注意轻拿轻放标本瓶,在拿起来观察时应用双手,托住标本瓶,以免损坏;不准倾斜、放倒或倒置,也不要振荡,以免固定液流出、混浊影响对标本的保持和观察。如有损坏立即报告教员。

(3) 在复习标本架或标本柜中的标本时,在观察之后一定要放回原处,不要乱放。

二、病理组织切片标本的一般观察方法和注意事项

病理组织切片的观察、描述、诊断亦是由于各器官系统或各种疾病而有所不同,需要在学习各章节、各疾病时逐步学习和掌握。这里仅就观察切片的一般原则予以扼要介绍。

1. 肉眼观察　持所要观察的切片先用肉眼进行观察以下内容。

(1) 是什么组织或器官:大部分切片以肉眼即可判定出是什么组织或器官,如心肌、肝、脾、肾、肺、脑等。分辨各组织器官对初学者也不大容易,需要反复大量观察,有了一定经验之后就容易了。

(2) 切片的密度、颜色等是否一致:这种一致与否,不是指正常结构中不同部位上的差异,而是异常改变造成的。如一致可能是无病变,亦可能是一致性的病变;如有明显不一致的地方,如果不是正常的结构上的不同,便很可能是病灶所在之处了。在用显微镜观察时尤其要注意此处。

2. 低倍镜观察　用肉眼观察后,辨别出切片的上下面(有极薄的盖玻片那面向上),再放入显微镜下,用低倍镜观察。

(1) 观察方法:实质器官一般由外(被膜侧)向内,空腔器官由内向外逐层观察。观察每层时亦应从一端开始,一个视野挨一个视野地连续观察。以免遗漏小的病变。这种观察可以快一点粗略地观察一遍,如是一致性改变,然后再任选较清晰处进行详细观察;如是局灶性病变,全面观察后,便可回到病灶处详细观察。

(2) 观察内容:①是何组织、器官以印证肉眼判定是否对,以便总结提高;②根据组织学和病理学知识判定该组织是否正常,或部分正常部分异常,还是全部异常;③如有病变再进一步观察、描述它是什么改变,属于哪种病变(如血液循环障碍、物质代谢障碍、炎症、肿瘤等)。

3. 高倍镜观察　应当指出,必须在利用低倍镜全面观察之后,为了进一步清楚地观察某些病变的更微细的结构才能换用高倍镜观察。因为直接用高倍镜观察既容易因调不好焦距而损坏镜头或切片,又容易漏掉病变而误诊(因倍率高同时看到的面积小,不容易看清全局)。所以一般是在低倍镜下找到你需要用高倍镜的地方之后。把该处移到低倍镜的视野中央,再换用高倍镜观察你所要观察的内容。

4. 油镜观察　在病理组织切片观察中很少用,同时必须将要观察部分移到高倍镜视野中央后再换用油浸镜头观察,我们的实习中不用。

对病理组织切片的观察绝大部分的观察内容都应当是在低倍镜下进行的,肉眼及高倍镜观察只起辅助作用,所以同学们应当练好这个基本功。至于在观察切片时要运用组织胚胎学和病理学知识、要联系各病变间有无关系,要在观察切片时密切与大体标本有何改变、临床上可能有什么表现联系起来学,以及从实际出发、实事求是等原则都基本和前面观察大体标本的方法类同,这里不赘述。

(马　薇)

附二　各器官观察方法及正常器官重量与大小

一、各器官的观察方法

（一）心脏的观察方法

1. 肉眼观察

（1）外部观察

大小：常与死者手拳相似。

重量：正常成人约 250g 左右，女的稍轻些。

形状：正常为圆锥形，心脏各部有无肥大。

外膜的性状：如有无出血点及渗出物附着。

（2）内部检查

心脏内容物如何：有无血栓形成，心腔之大小。

壁的厚度：左心室壁最厚处 0.8～1.0cm，右心室壁厚为其 1/3。

心肌的性状：色、光泽度、硬度等，有无瘢痕形成及梗死等。

心内膜和各心瓣及腱索、乳头肌等的形态：如瓣膜有无血栓形成、增厚，腱索有无增粗变短等情况。

2. 切片观察方法　因心脏系空腔脏器，可逐层观察，如由心外膜→心肌→心内膜。

心外膜：外膜表面有无渗出物附着，有无因机化而增厚的情形，有无出血，冠状动脉有无硬化等。

心肌：心肌纤维横纹是否清楚，有无变性、坏死等改变，然后再看心肌间质的改变，如血管有无充血、出血，间质内有无水肿和与正常不一致的地方。

心内膜：内膜（包括心瓣膜）有无异常之处。

（二）血管的观察方法

1. 肉眼观察方法　内容物：血液性状，有无其他异常物质如固形物。

内腔：扩张及狭窄。

内面：即内膜光滑度、色调及病变。

壁：厚度、硬度。

外部：走行及分支、粗细、颜色及硬度等。

2. 切片观察方法　血管因系空腔脏器，可按内膜、中膜、外膜的顺序观察。

内容物：血管腔内有无异常物质存在，如血栓形成。

内膜：有无增厚，增厚的物质是什么？

中膜：有无被破坏的情形或异常之外。有无萎缩或肥厚。

外膜营养血管有无改变，外膜内有无炎性细胞浸润及其他改变。

（三）肺脏的观察方法

1. 肉眼观察方法

（1）肺之表面检查

胸膜：光滑、光泽、颜色、肥厚、有无其他异常物质被覆等。

大小：左右两肺各肺叶的大小（含气量等）。

形状：有无增大或变小情形。

重量：成人左肺 325～450g，右肺 375～550g。

颜色：主要决定于含气量、含气量及碳末沉着的多少而不同，一般小儿为粉红色，随年龄增加，由于炭末的沉着而逐渐变化，成人为灰褐色至灰黑色。

硬度：正常柔软（投水中可浮起）。

（2）肺切面的检查

肺实质的性状：正常肉眼可见疏松的肺泡，有无病变区、变实否、颜色如何。

支气管：参照空腔脏器的检查方法（内腔、腔的大小、壁的厚薄等）。

血管：包括肺动脉、静脉，方法同血管的观察方法。

2. 切片的观察方法

胸膜：厚薄、附着物等（如有是什么样的？）。

肺泡及肺泡道：异常内容的有无（液体、细胞成分等）。

腔的大小：有无扩张或变小。

肺泡壁的改变：如血管有无充血、炎性细胞浸润。

支气管：可首先注意检查细支气管的改变，有许多病变常从此开始。有无异常内容物。

壁的改变：如有无炎性细胞浸润、血管充血。

腔的大小：有无扩张。

血管：内容的异常，血管壁有无硬化。

间质：气管周围结缔组织和小叶间结缔组织、注意量之多少，有无其他细胞成分。

在检查切片的过程中，如发现有与正常不一致的地方（即病变），则须注意检查病变在什么地方，范围大小，病变本身的性状（即由什么物质构成的，怎样排列，与周围组织关系）。

（四）肝脏的观察方法

1. 肉眼观察方法

（1）表面检查

大小、重量、外形、硬度。

被膜（肥厚、有无异常物质附着、平滑否）。

颜色：正常肝呈红褐色。

胆囊及胆管的状态：有无增厚，有无结石，胆管有无扩张。

门静脉、肝动脉、肝静脉的状态：内膜有无增厚及血栓形成。

（2）切面的检查

色调。

光泽。

小叶:正常约 1～2mm 大。

2. 切片观察方法

肝小叶的结构:是否完整、正常,中央静脉及血窦有无扩张及充血,肝细胞排列是否整齐,肝细胞有无变性及硬化,Kupffer 细胞有无肿大与增生。

汇管区:胆管、动脉、静脉及间质有无异常所见。

被膜:有无增厚或渗出物附着。

(五) 消化管的观察方法

1. 肉眼观察法

内容物:有无异常。

内腔:有无狭窄、闭塞或扩张。

黏膜:颜色、厚度、有无其他异常之处。

壁:厚度正常否。

浆膜:有无异常物质附着。

2. 切片观察方法 按黏膜层、黏膜下层、肌层及浆膜层的顺序依次观察,发现有无与正常时不一样的地方然后注意观察该处的改变。

(六) 脾脏的观察方法

1. 肉眼观察方法

(1) 表面检查

大小:正常体积约 12cm×8cm×3cm,有无肿大或缩小等。

重量:正常约 150g。

形状:注意脾切迹。

被膜的性状:正常略有皱纹,表面有无渗出物附着。

颜色:正常呈暗红褐色。

硬度。

(2) 切面检查

红髓的性状:含血量多少、颜色、正常暗红色。

白髓:正常肉眼可见,白色粟粒大的小点。

脾小梁。

有无局限性病变:如有其性状如何。

脾动脉及静脉的状态:有无硬化及血栓形成。

2. 切片的观察方法

被膜:增厚否、有无渗出物附着。

小梁:血管。

白髓:包括中央动脉有无硬化。

红髓:脾窦扩张充血否,窦内网织内皮细胞及多核白细胞增多否。

有无局部性病灶,如有、其结构如何?

（七）肾脏的观察方法

1. 肉眼观察方法

（1）表面检查

大小：有无萎缩或肥大。

重量：平均成人重约 120g。

外形：有无形状上的异常。

表面：平滑否，有无凹陷或呈颗粒状。

颜色：正常一般为红褐色。

硬度。

被膜剥离难易：正常时易剥离。

有无限局性病灶，如有是什么样的。

（2）切面检查

颜色。

光泽度：正常时新鲜标本有一定光泽。

皮、髓质的厚度及形态有否异常，皮质厚度正常 6～7mm。

有无局限性病灶。

肾盂：有无内容物、内腔大小、黏膜状态。

血管：动脉有无增厚（硬化）及其他改变。

2. 切片的观察方法

肾小球：大小、数有否多少，血管丛细胞核之多少，其他异常。

肾球囊：囊的内容、囊壁有无肥厚及上皮细胞有无增多等。

肾曲管：腔之大小、内容物有无及其性状，上皮细胞的状态，有无变性及坏死。

血管：弓形动脉、小叶间动脉、细动脉（入球动脉）等有无硬化或血栓形成等。

间质：有无增殖、细胞浸润、血管的状态。

（八）脑的观察方法

1. 肉眼观察

表面、重量、形状有无异常。

脑膜血管扩张充血否、尤其注意脑回表面的小血管的状态。

脑膜内有无异常物质存在，如水肿、出血及渗出物等。

脑回的宽窄、脑沟的深浅等。

切面检查：实质血管有无充血、出血或其他与正常不一致的地方，如有，其性状如何。

2. 切片观察

脑膜：血管有无充血、出血，脑膜内有无异常渗出物存在。

脑实质：实质内血管有无充血。血管周围腔（威-罗氏腔）内有无渗出物存在，神经细胞有无变性及坏死（但须作尼氏体特殊染色观察），胶质细胞有无增生或结节的情况，脑组织有无坏死或其他局限性病变之处，如有其性状如何。

二、正常器官的重量和大小

1. 脑：男 1300～1500g
   　　　女 1100～1300g
2. 脊髓：长 40～50cm
   　　　　重 25～27g
3. 心脏：男 250～270g
   　　　　女 240～260g
   　　　　左右心房壁厚度 0.1～0.2cm
   　　　　左心室厚度 0.9～1.0cm
   　　　　右心室厚度 0.3～0.4cm
   　　　　三尖瓣周径 11cm
   　　　　肺动脉瓣周径 8.5cm
   　　　　二尖瓣周径 10cm
   　　　　主动脉瓣周径 7.5cm
4. 肺脏：左肺重 325～450g，右肺重 375～550g
5. 主动脉：升部周径 7.5cm
   　　　　　胸主 A 周径 4.5～6cm
   　　　　　腹主 A 周径 3.5～4.5cm
6. 肝脏：重量 1300～1500g
   　　　　大小 25～30cm×19～21cm×6～9cm
7. 脾脏：重量 140～180g
   　　　　大小 3～4cm×8～9cm×12～14cm
8. 肾脏：重量（一侧）120～140g
   　　　　大小 3～4cm×5～6cm×11～12cm
   　　　　皮质厚 0.6～0.7cm
9. 胰腺：重量 90～120g
   　　　　大小 3.8cm×5cm×18cm
10. 甲状腺：重量 30～70g
    　　　　　1.5～2.5cm×3～4cm×5～7cm
11. 肾上腺每个重 5～6g

表　我区成人主要脏器重量正常值

单位：克

性别	心脏	肝脏	脾脏	肾脏(合重)	胰腺	脑
男	266.00	1 243.39	118.93	264.30	103.23	1 364.39
女	238.57	1 197.67	111.25	246.50	94.03	1 224.58

（马　薇）

附三　病理学教学大纲

一、病理学教学大纲(七年制)

(一)细胞、组织的适应和损伤

1. 掌握萎缩的概念、原因和类型
2. 熟悉肥大、增生的概念和类型
3. 掌握化生的概念、类型及意义
4. 了解细胞老化概念和学说
5. 了解损伤的原因及发生机制
6. 掌握细胞水肿、脂肪变性、玻璃样变的概念及形态特点
7. 了解其他变性的类型、发生部位及形态特点
8. 掌握坏死的概念、类型、病变特点及结局
9. 掌握凋亡的概念及形态改变

(二)损伤的修复

1. 掌握细胞周期的概念和不同类型细胞的再生潜能
2. 熟悉上皮、血管、结缔组织的再生过程
3. 了解细胞的生长与调控机制
4. 掌握肉芽组织的形态、作用、功能与结局
5. 了解肉芽组织和瘢痕组织的形成过程与机制
6. 熟悉皮肤创伤愈合的基本过程,掌握一期、二期愈合的条件和特点
7. 熟悉骨折愈合的过程
8. 熟悉影响创伤愈合的因素

(三)局部血液循环障碍

1. 熟悉动脉性充血的概念、形态特点、类型和意义
2. 掌握淤血包括肺、肝淤血的原因、病变特点和后果
3. 熟悉出血的病因、发病机制、病理变化和后果
4. 掌握血栓形成的概念和条件,了解血栓的机制
5. 掌握血栓的形态、结局及对机体的影响
6. 掌握栓塞的概念、类型、血栓栓子支行的途径及对机体影响
7. 掌握栓子的类型
8. 熟悉脂肪栓塞、气体栓塞、羊水栓塞的概念、形成机制及后果
9. 掌握梗死的概念、原因、病变类型、影响和结局
10. 了解水肿的机制、病理变化和影响

（四）炎症

1. 掌握炎症的概念、原因、基本病理变化、局部临床表现和全身反应
2. 熟悉急性炎症血流动力学改变
3. 掌握炎性渗出的概念、熟悉渗出过程和发生机制
4. 掌握渗出液的特点和意义
5. 掌握炎性浸润的概念、炎细胞种类、形态特点及其作用
6. 了解炎症介质的概念、常见炎症介质及意义
7. 掌握急性炎症的形态学类型及其病理变化
8. 掌握一般慢性炎症的病理变化特点和肉芽肿性炎的常见病因
9. 掌握炎症的经过和结局

（五）肿瘤

1. 掌握的概念，国内外肿瘤发病概况、肿瘤性增生与非肿瘤性增生的区别
2. 熟悉肿瘤的一般形态和基本组织结构
3. 掌握异型性的概念、特点及意义
4. 熟悉肿瘤生长的生物学
5. 掌握肿瘤的生长方式和扩散
6. 了解恶性肿瘤浸润及转移机制
7. 了解肿瘤的分级与分期
8. 熟悉肿瘤对机体的影响
9. 掌握肿瘤的大致分类和命名原则，癌与肉瘤的区别
10. 掌握良、恶性肿瘤的区别要点，区别的相对性和交界性肿瘤的概念
11. 掌握癌前病变、非典型性增生、原位癌的概念，熟悉常见的癌前病变
12. 了解常见上皮性、间叶性肿瘤的好发部位、形态特点
13. 了解神经外胚叶肿瘤、多种组织构成的肿瘤
14. 了解肿瘤的病因学和发病学，熟悉肿瘤发生的分子基础
15. 了解肿瘤发生与机体遗传、免疫因素的关系

（六）心血管系统疾病

1. 了解动脉粥样硬化症的概念、病因及发病机制
2. 掌握动脉粥样硬化症的基本病变
3. 掌握冠状动脉粥样硬化的发生部位、心肌梗死的原因、类型、病变及合并症
4. 了解主动脉、脑动脉、四肢动脉、肾动脉硬化的病变特点及临床表现
5. 了解高血压病的概念、病因及发病机制
6. 掌握缓进型高血压的分期、内脏病理变化及后果
7. 熟悉急进型高血压和动脉瘤的概念及病变特点
8. 了解动脉瘤的概念、类型、临产病理联系
9. 了解风湿病的概念、病因及发病机制

10. 掌握风湿病的基本病变、风湿性心脏病的病变及对机体影响

11. 了解心脏外的风湿病变

12. 熟悉感染性心内膜炎的病因、病变特点和临床病理联系

13. 掌握心瓣膜病的病因、病变特点、血流动力学改变和临床病理联系

14. 了解心肌病和心肌炎的概念、类型、主要病变特点

15. 了解心包炎和心脏肿瘤的一般临床病理特征（自学）

（七）呼吸系统疾病

1. 掌握大叶性肺炎、小叶性肺炎的病因、发病机制、病理变化、临床联系及并发症；了解军团菌肺炎、病毒性肺炎、支原体肺炎的病变特点

2. 熟悉慢性阻塞性肺病的概念，掌握慢性支气管炎、支气管扩张症的病变和临床病理联系；熟悉慢性支气管炎和支气管扩张症的病因和发病机制；了解支气管哮喘的一般特点；肺间质性疾病

3. 掌握肺气肿的类型、病变及临床联系，熟悉肺气肿的概念、病因及发病机制

4. 掌握肺源性心脏病的肺部及心脏病变，熟悉其病因、发病机制及临床病理联系

5. 掌握矽肺的病理变化、分期和并发症，了解矽肺的病因、发病机制

6. 了解石棉沉着症的概念、主要临床病理联系（自学）

7. 了解肺结节病的概念（自学）

8. 熟悉成人、新生儿呼吸窘迫综合征的概念，了解其主要临床病理联系

9. 掌握鼻咽癌、肺癌的好发部位、类型、主要临床病理特点及扩散规律，了解其病因

10. 了解胸膜疾病的类型以及临床病理联系

（八）消化系统疾病

1. 熟悉慢性胃炎的常见类型及病变，了解慢性胃炎的病因

2. 掌握溃疡病的好发部位、病变特点、临床病理联系和合并症，了解其病因及发病机制

3. 熟悉阑尾炎的病因、发病机制、病变及结局

4. 了解炎症性肠病的病变特点

5. 掌握胃癌的好发部位、病理变化、扩散规律，了解其病因及组织发生

6. 熟悉食管癌、大肠癌的共性（好发部位、病理变化、扩散及临床表现），了解其病因及发病因素

7. 掌握病毒性肝炎的基本病变、临床病理类型，熟悉病毒性肝炎的病因及传染途径、发病机制

8. 了解酒精性肝病的病理变化和机制

9. 掌握肝硬化的类型、病理变化、临床病理联系，熟悉肝硬化的病因及发病机制

10. 了解肝代谢性疾病的类型（自学）

11. 了解胆囊炎、胰腺炎的病因及主要临床病理特点（自学）

12. 熟悉原发性肝癌的类型、病变特点、扩散规律。了解其病因及临床病理联系

（九）淋巴造血系统疾病

1. 熟悉淋巴结的良性增生与淋巴样肿瘤的概念
2. 掌握恶性淋巴瘤的概念
3. 掌握霍奇金病淋巴瘤的病理变化、组织类型与预后，掌握非霍奇金淋巴瘤的共同特点，了解其分类原则、主要类型与预后的关系
4. 熟悉髓样肿瘤（白血病）的概念及临床病理特点
5. 了解组织细胞肿瘤的概念、类型及临床病理特点

（十）免疫性疾病

1. 熟悉自身免疫性疾病的发病机制和类型
2. 熟悉免疫缺陷病的概念和类型
3. 掌握器官和骨髓移植排斥反应机制及病理改变

（十一）泌尿系统疾病

1. 掌握肾小球肾炎的病因、发病机制、基本病理变化及临床病理联系
2. 熟悉肾小球肾炎的病理类型
3. 熟悉急性弥漫增生性肾小球肾炎、快速进行性肾小球肾炎、膜性肾小球肾炎、系膜增生性肾小球肾炎、慢性肾小球肾炎的主要病理变化和临床病理联系、结局
4. 了解轻微病变性肾小球肾炎、局灶性节段性肾小球硬化、膜性增生性肾小球肾炎、IgA 肾病的病变特点、转归及主要临床表现
5. 掌握肾盂肾炎的病因、感染途径、病理变化、临床病理联系和结局
6. 熟悉药物和中毒引起的肾小管-间质性肾炎的临床病理特点
7. 熟悉肾细胞癌、膀胱癌的病变特点、转移特点及临床病理联系
8. 熟悉肾母细胞瘤的概念、了解临床病理特点（自学）

（十二）生殖系统及乳腺疾病

1. 熟悉子宫颈疾病的分类与主要病变特点
2. 掌握子宫颈癌的好发部位、常见病理类型及发生发展过程
3. 熟悉子宫增生症和子宫癌的病变特点和临床病理联系
4. 掌握并区分葡萄胎、侵蚀性葡萄胎、绒毛膜上皮癌的临床病理特点
5. 了解胎盘单位滋养细胞肿瘤的概念及主要临床病理鉴别点
6. 了解常见卵巢肿瘤的类型及主要临床病理特点（自学）
7. 了解前列腺增生、前列腺癌的临床病理特点（自学）
8. 了解睾丸和阴茎肿瘤、乳腺疾病，乳腺增生性病变、纤维腺瘤的病理特点（自学）
9. 掌握乳腺癌的好发部位、病理类型、转移途径
10. 熟悉男性乳腺发育的概念、原因、主要病理特点

（十三）内分泌系统疾病

1. 了解垂体、肾上腺。胰岛疾病的分类、理解临床和病理联系

2. 熟悉内分泌腺肿瘤（垂体、肾上限）的共同病理特点

3. 掌握弥漫性非毒性甲状腺肿、毒性甲状腺肿的病变，熟悉其病因及发病机制

4. 了解甲状腺功能低下的原因及临床病理特点

5. 熟悉甲状腺炎的类型及主要病理特点

6. 熟悉甲状腺肿瘤的类型、形态特点和转移特征

7. 掌握 APUD 瘤的概念

（十四）神经系统疾病

1. 神经系统感染性疾病：掌握流行性脑脊髓膜炎、流行性乙型脑炎的病因、发病机制、病变特点、结局和合并症

2. 了解海绵状脑病的概念

3. 了解神经系统肿瘤常见类型（星形胶质细胞瘤、脑膜瘤、髓母细胞瘤）的好发部位、主要临床病理特点

4. 神经系统变性疾病：了解 Alzheimer 病，帕金森病的概念

5. 了解脱髓鞘疾病的概念

6. 中枢神经系统疾病的常见并发症（自学）

（十五）传染病

1. 掌握结核病的基本病变、转化规律、原发性肺结核和继发性肺结核的发生发展、常见类型的病变特点；肺结核病血源播散所致病变、肺外器官结核病的病变特点；熟悉结核病的病因和发病机制

2. 掌握伤寒的病因、传染途径、发病机制、病理特点及临床病理联系、并发症

3. 掌握细菌性痢疾的病因及传染途径、发病机制、病理特点及临床病理联系、并发症

4. 熟悉麻风的病因、发病机制、主要病变特点及临床表现（自学）

5. 了解钩端螺旋体病、流行性出血热的病因、发病机制、主要病变特点和临床表现（自学）

6. 性传播疾病：熟悉梅毒、淋病的病因、发病机制、病变特点和主要临床表现（自学）

7. 了解深部真菌病的发病机制和一般病理特点（自学）

（十六）寄生虫病

1. 掌握肠阿米巴病（主要是急性期）的病变特点、临床病理联系和并发症

2. 熟悉阿米巴病的病因、感染途径、发病机制

3. 掌握肠外阿米巴病（主要是阿米巴肝脓肿）的病变部位和特点

4. 了解血吸虫病的病因、感染途径、主要发病部位和病变特点（自学）

5. 熟悉华支睾吸虫病的病因、感染途径、主要发病部位（自学）

6. 了解肺吸虫病、丝虫病、包虫病的病因、感染途径、主要发病部位（自学）

二、病理学教学大纲(五年制本科)

(一) 细胞、组织的适应和损伤

1. 掌握萎缩的概念、原因和类型
2. 熟悉肥大、增生的概念和类型
3. 掌握化生的概念、类型及意义
4. 了解损伤的原因及发生机制
5. 掌握细胞水肿、脂肪变性、玻璃样变的概念及形态特点
6. 了解其他变性的类型、发生部位及形态特点
7. 掌握坏死的概念、类型、病变特点及结局
8. 掌握凋亡的概念及形态改变

(二) 损伤的修复

1. 掌握再生的概念和不同类型细胞的再生潜能
2. 熟悉上皮、血管、结缔组织的再生过程
3. 了解细胞再生的机制
4. 掌握肉芽组织的概念、成分、结构、功能与结局
5. 掌握机化的概念和意义
6. 熟悉创伤愈合的基本过程,掌握一期、二期愈合的条件和特点
7. 熟悉骨折愈合的过程
8. 了解影响创伤愈合的因素

(三) 局部血液循环障碍

1. 熟悉动脉性充血的概念、形态特点、类型和意义
2. 掌握淤血包括肺、肝淤血的原因、病变特点和后果
3. 掌握血栓形成的概念和条件,了解血栓形成的机制
4. 掌握血栓的形态、结局及对机体的影响
5. 掌握栓塞的概念、类型、血栓栓子运行的途径及对机体影响
6. 掌握栓子的类型
7. 熟悉脂肪栓塞、气体栓塞、羊水栓塞的概念、形成机制及后果
8. 掌握梗死的概念、原因、病变类型、影响和结局

(四) 炎症

1. 熟悉炎症的概念、原因和意义
2. 熟悉变质的概念及原因
3. 掌握炎性渗出的概念、熟悉渗出过程和发生机制
4. 掌握渗出液的特点和意义
5. 掌握炎性浸润的概念、炎细胞种类、形态特点及其作用

6. 了解炎症介质的概念、常见炎症介质及意义

7. 熟悉炎症的经过和结局

8. 掌握各类炎症的基本病理变化,特别是纤维素性炎、化脓性炎和肉芽肿性炎

9. 了解影响炎症过程的因素

(五) 肿瘤

1. 掌握肿瘤的概念,肿瘤性增生与非肿瘤性增生的区别

2. 熟悉肿瘤的一般形态和基本组织结构

3. 掌握异型性的概念、特点及意义

4. 熟悉肿瘤生长的生物学

5. 掌握肿瘤的生长方式和扩散

6. 了解恶性肿瘤浸润及转移机制

7. 了解肿瘤的分级与分期

8. 熟悉肿瘤对机体的影响

9. 掌握良、恶性肿瘤的区别要点,区别的相对性和交界性肿瘤的概念

10. 掌握肿瘤的大致分类和命名原则,癌与肉瘤的区别

11. 了解常见上皮性、间叶性肿瘤的好发部位、形态特点

12. 掌握癌前病变、非典型性增生、原位癌的概念,熟悉常见的癌前病变

13. 了解神经外胚叶肿瘤和多种组织构成的肿瘤

14. 了解肿瘤的病因学和发病学

(六) 心血管系统疾病

1. 了解动脉粥样硬化症的概念、病因及发病机制

2. 掌握动脉粥样硬化症的基本病变

3. 掌握冠状动脉粥样硬化的发生部位、心肌梗死的原因、类型、病变及合并症

4. 了解主动脉、脑动脉、四肢动脉、肾动脉硬化的病变特点及临床表现

5. 了解高血压病的概念、病因及发病机制

6. 掌握缓进型高血压的分期、内脏病理变化及后果

7. 熟悉急进型高血压和动脉瘤的概念及病变特点

8. 了解风湿病的概念、病因及发病机制

9. 掌握风湿病的基本病变、风湿性心脏病的病变及对机体影响

10. 了解心脏外的风湿病变

11. 熟悉感染性心内膜炎的病因、病变特点和临床病理联系

12. 掌握心瓣膜病的病因、病变特点、血流动力学改变和临床病理联系

13. 了解心肌病和心肌炎的概念、类型、主要病变特点

(七) 呼吸系统疾病

1. 熟悉慢性阻塞性肺病的概念

2. 掌握慢性支气管炎、支气管扩张症的病变和临床病理联系;熟悉慢性支气管炎和支

气管扩张症的病因和发病机制;了解支气管哮喘的一般特点

3. 掌握肺气肿的类型、病变及临床联系,熟悉肺气肿的概念、病因及发病机制

4. 掌握肺原性心脏病的肺部及心脏病变,熟悉其病因、发病机制及临床病理联系

5. 掌握大叶性肺炎、小叶性肺炎的病因、发病机制、病理变化、临床联系及并发症;了解病毒性肺炎、支原体肺炎的病变特点

6. 掌握矽肺的病理变化、分期和并发症,了解矽肺的病因、发病机制

7. 掌握鼻咽癌、肺癌的好发部位、类型、主要临床病理特点及扩散规律,了解其病因

(八) 消化系统疾病

1. 熟悉慢性胃炎的常见类型及病变,了解慢性胃炎的病因

2. 掌握溃疡病的好发部位、病变特点、临床病理联系和合并症,了解其病因及发病机制

3. 熟悉阑尾炎的病因、发病机制、病变及结局

4. 了解非特异性肠炎的病变特点

5. 掌握胃癌的好发部位、病理变化、扩散规律,了解其病因及组织发生

6. 熟悉食管癌、大肠癌的共性(好发部位、病理变化、扩散及临床表现),了解其病因及发病因素

7. 掌握病毒性肝炎的基本病变、临床病理类型,熟悉病毒性肝炎的病因及传染途径、发病机制

8. 了解酒精性肝病的病理变化和机制

9. 掌握肝硬化的类型、病理变化、临床病理联系,熟悉肝硬化的病因及发病机制

10. 熟悉原发性肝癌的类型、病变特点、扩散规律。了解其病因及临床病理联系

(九) 淋巴造血系统疾病

1. 掌握恶性淋巴瘤的概念

2. 掌握霍奇金病淋巴瘤的病理变化、组织类型与预后,掌握非霍奇金淋巴瘤的共同特点,了解其分类原则

3. 熟悉白血病的概念及临床病理特点

(十) 泌尿系统疾病

1. 熟悉肾小球肾炎的病因、发病机制、基本病理变化、及临床病理联系

2. 熟悉肾小球肾炎的病理类型

3. 掌握急性弥漫增生性肾小球肾炎、快速进行性肾小球肾炎、膜性肾小球肾炎、系膜增生性肾小球肾炎、慢性肾小球肾炎的免疫发病机制、病理变化、临床病理联系、结局

4. 了解轻微病变性肾小球肾炎、局灶性节段性肾小球硬化、膜性增生性肾小球肾炎、IgA肾病的病变特点、转归及主要临床表现

5. 掌握肾盂肾炎的病因、感染途径、病理变化、临床病理联系和结局

6. 熟悉肾细胞癌、膀胱癌的病变特点、转移特点及临床病理联系

(十一) 生殖系统及乳腺疾病

1. 掌握子宫颈癌的好发部位、常见病理类型及发生发展过程

2. 掌握并区分葡萄胎、侵蚀性葡萄胎、绒毛膜上皮癌的临床病理特点

3. 掌握乳腺癌的好发部位、病理类型、转移途径

(十二) 内分泌系统疾病

1. 掌握 APUD 瘤的概念

2. 熟悉内分泌肿瘤(垂体、肾上腺)的共同特点

3. 掌握弥漫性非毒性甲状腺肿、毒性甲状腺肿的病变,熟悉其病因及发病机制

4. 了解甲状腺功能低下的原因及临床病理特点

5. 熟悉甲状腺肿瘤的类型及形态特点和转移特征

(十三) 神经系统传染病

掌握流行性脑脊髓膜炎、流行性乙型脑炎的病因、发病机制、病变特点、结局和合并症

(十四) 传染病

1. 掌握结核病的基本病变、转化规律、原发性肺结核和继发性肺结核的发生发展、常见类型的病变特点;熟悉结核病的病因和发病机制、肺外器官结核病的病变特点

2. 掌握伤寒的病因、传染途径、发病机制、病理特点及临床病理联系、并发症

3. 掌握细菌性痢疾的病因及传染途径、发病机制、病理特点及临床病理联系、并发症

4. 熟悉艾滋病的概念、病因及传播途径,了解艾滋病的病理变化

(十五) 寄生虫病

1. 熟悉阿米巴病的病因、感染途径、发病机制

2. 掌握肠阿米巴病(主要是急性期)的病变特点、临床病理联系和并发症

3. 掌握肠外阿米巴病(主要是阿米巴肝脓肿)的病变部位和特点

三、病理学教学大纲(专科)

(一) 组织的损伤与修复

1. 掌握萎缩的概念

2. 了解萎缩的类型和病变

3. 掌握变性的概念

4. 了解变性的类型、病因

5. 熟悉水变性、脂肪变性、玻璃样变的病变

6. 掌握坏死的概念、病变及类型

7. 熟悉坏死的结局

8. 了解坏死的原因

9. 熟悉修复、再生的概念

10. 了解各种组织的再生能力和再生过程

11. 熟悉创伤愈合的概念、类型及个性、各型的特点

12. 掌握肉芽组织的结构、功能和结局

13. 了解影响再生修复的因素

（二）血液循环障碍

1. 熟悉充血的概念

2. 掌握淤血的原因、病变和后果

3. 掌握血栓形成的概念、条件和血栓的类型

4. 了解血栓形成的机理

5. 熟悉血栓形成过程、血栓的结局及影响

6. 掌握栓塞的概念、栓子运行途径

7. 熟悉栓塞的类型及后果

8. 掌握梗死的概念

9. 熟悉梗死形成条件、类型及病变

（三）炎症

1. 了解炎症的原因

2. 掌握炎症的概念、炎症局部的基本病变

3. 了解炎症介质的类型及作用

4. 熟悉炎性渗出的过程

5. 掌握各种炎细胞的形态和功能

6. 熟悉炎症的局部表现

7. 了解炎症的全身反应

8. 熟悉炎症的类型

9. 掌握变质性炎、渗出性炎、增生性炎的病变特点

10. 熟悉炎症的结局

（四）肿瘤概论

1. 掌握肿瘤的概念

2. 熟悉肿瘤的大体形态特点和组织结构

3. 掌握肿瘤异型性的概念

4. 掌握肿瘤的生长与扩散

5. 掌握肿瘤对机体的影响

6. 掌握良恶性肿瘤的区别

7. 掌握肿瘤的命名原则

8. 了解肿瘤的分类

9. 熟悉常见良恶性肿瘤的特点

10. 熟悉癌前病变的概念和种类

11. 了解肿瘤的病理检查方法

（五）心血管系统疾病

1. 风湿病　①了解病因和发病机制；②掌握基本病变；③掌握急性和慢性风湿性心脏病的病变特点；④了解心外风湿病变

2. 动脉粥样硬化症　①了解病因及发病机制；②掌握基本病理变化及各种主要脏器的病变及后果

3. 高血压病　①了解病因及发病机制；②熟悉类型及分期；③掌握各主要器官的病理变化

（六）呼吸系统疾病

1. 慢性支气管炎　①了解病因及发病机制；②熟悉病理变化及临床病理联系、结局及并发症

2. 肺炎（大叶性和小叶性）　①了解病因及发病机制；②掌握病理变化及临床联系；③了解结局及并发症；④了解间质性肺炎的概念、病因、病变、临床联系

3. 矽肺　①了解病因及发病机制；②掌握病理变化

4. 鼻咽癌和肺癌　①了解病因；②掌握好发部位、常见类型、扩散与转移特点

（七）消化系统疾病

1. 慢性胃炎　熟悉慢性胃炎的类型及病变特点

2. 胃、十二指肠溃疡病　①掌握病理变化、临床病理联系、结局及合并症；②了解病因及发病机制

3. 食管癌、胃癌、大肠癌、肝癌　①掌握好发部位、类型；②了解临床病理联系；③熟悉扩散途径

4. 肝硬化　①了解肝硬化的类型；②掌握门脉性肝硬化的病理变化、后果及临床病理联系；③掌握坏死后性肝硬化的病理变化

（八）泌尿系统疾病

1. 肾小球肾炎　①了解病因及发病机制；②掌握急性弥漫增生性肾小球肾炎的病理变化和临床病理联系；③掌握快速进行性肾小球肾炎的病理变化和临床病理联系

2. 肾盂肾炎　①了解急性肾盂肾炎的病因和发病机制；②熟悉急性肾盂肾炎的病理变化、了解其临床病理联系和结局；③掌握慢性肾盂肾炎的病理变化，了解其临床病理联系和结局

（九）内分泌系统疾病

地方性甲状腺肿　①了解病因及发病机制；②熟悉病变分期及病理变化

（十）常见女性生殖系统肿瘤

1. 子宫颈癌　①了解病因掌握病理变化；②熟悉其扩散和转移；③了解临床病理联系

2. 乳腺癌　①了解病因；②掌握病理变化；③熟悉其扩散与转移

3. 葡萄胎、侵蚀性葡萄胎、绒毛膜癌　熟悉病变特点及临床病理联系

(十一) 传染病及寄生虫病

1. 结核病 ①了解病因及发病机制；②掌握基本病理变化；③掌握原发性肺结核病的概念、病变特点、病变的发展和转化；④掌握继发性肺结核病的概念、特点、类型及病变；⑤熟悉肺外器官结核病的特点

2. 病毒性肝炎 ①了解病因、传染途径及发病机制；②熟悉基本病理变化；③掌握各临床病理类型的病变特点

3. 伤寒 ①了解病因、传染途径及发病机制；②掌握病理变化、了解临床病理联系；③熟悉其结局及并发症

4. 细菌性痢疾 ①了解病因、传染途径及发病机制；②掌握病理变化、熟悉临床病理联系；③熟悉结局及并发症

5. 流行性乙型脑炎 ①了解病因、传染途径及发病机制；②掌握病理变化；③了解临床病理联系及结局

6. 流行性脑脊髓膜炎 ①了解病因及传染途径；②掌握病理变化；③了解临床病理联系和结局

7. 阿米巴病 ①了解病因、传染途径及发病机制；②掌握病理变化；③了解肠道并发症；④掌握阿米巴肝脓肿的病变特点；⑤了解阿米巴肺脓肿及脑脓肿

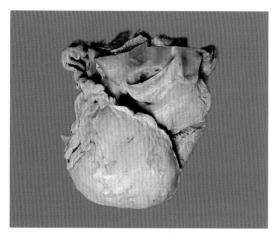

图1-1　心脏萎缩

心脏体积变小,皱缩,血管弯曲

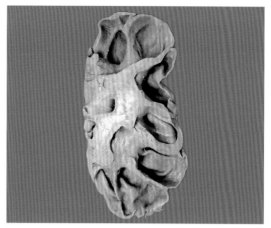

图1-2　肾萎缩

肾脏体积明显增大,但肾实质变薄,肾盂、肾盏极度扩张,
形成大小不等的囊腔

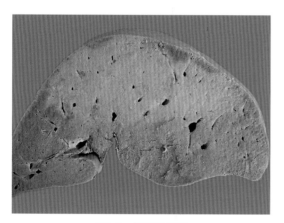

图1-3　肝脂肪变性

肝肿大,边缘变钝,黄色

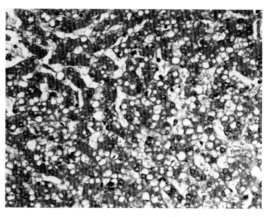

图1-4　肝脂肪变性

肝细胞胞质内出现大小不等的圆形空泡,脂肪染色阳性

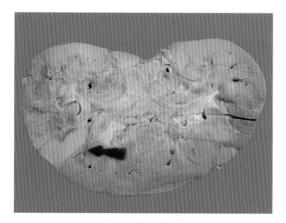

图1-5　肾凝固性坏死

坏死区灰白,干燥,无光泽,界清

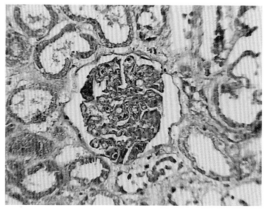

图1-6　肾凝固性坏死

肾小球、肾小管已坏死,但轮廓尚存

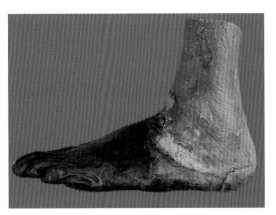

图1-7 足干性坏疽
坏死区黑色,干燥,皱缩,坚实,界清

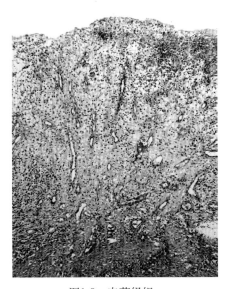

图1-8 肉芽组织
由新生毛细血管和成纤维细胞组成,毛细血管与表面垂直

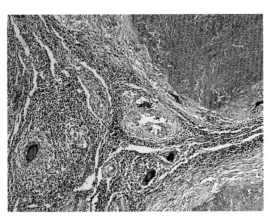

图1-9 淋巴结干酪样坏死
图右上角为坏死区,呈红染颗粒状,无结构

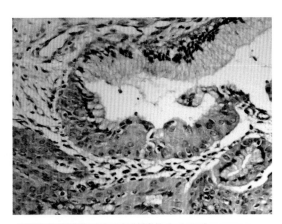

图1-10 宫颈鳞状上皮化生
表面被覆的柱状上皮部分已经被鳞状上皮取代

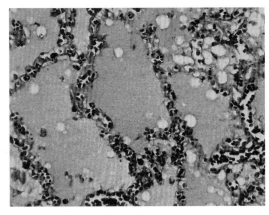

图2-1 急性肺淤血
肺泡壁毛细血管扩张充血,肺泡腔内充满水肿液

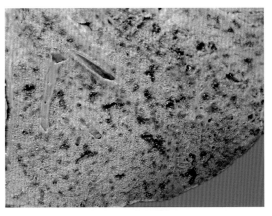

图2-2 慢性肺淤血
肺切面结构致密,散在多数棕褐色小点

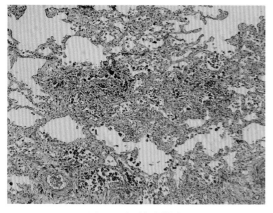

图2-3 慢性肺淤血

肺泡壁增厚,肺泡腔内有较多心衰细胞

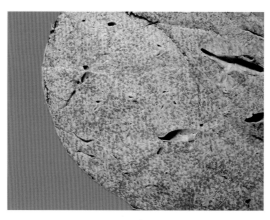

图2-4 慢性肝淤血

肝肿大,呈棕褐色和黄色斑纹状

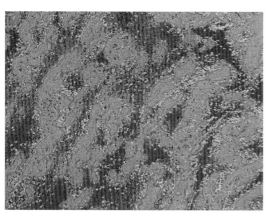

图2-5 混合血栓

血小板带与红细胞带相间排列

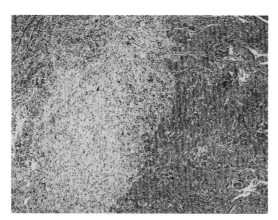

图2-6 机化血栓

图上方血栓被肉芽组织取代,下方血栓尚未机化

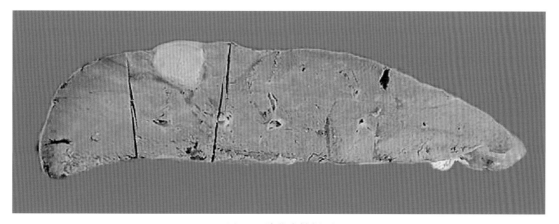

图2-7 脾贫血性梗死

梗死区灰白色,其边缘黑褐色,略呈三角形

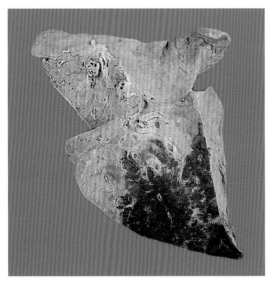

图2-8 肺出血性梗死

梗死区略呈三角形,呈暗褐色,海绵状结构消失

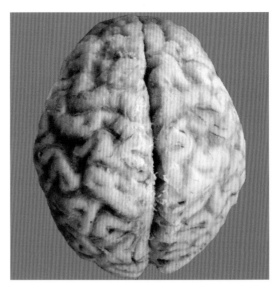

图3-1 化脓性脑膜炎

蛛网膜下腔可见灰黄色渗出物

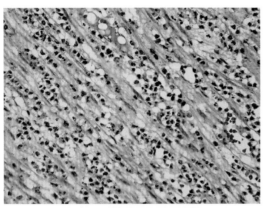

图3-2 蜂窝织炎性阑尾炎

阑尾肌层、黏膜下层弥漫性中性粒细胞浸润

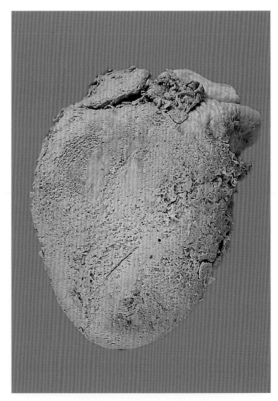

图3-3 纤维素性心包炎

心包表面粗糙,覆盖着大量纤维素性渗出物

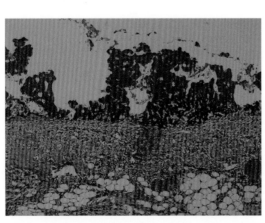

图3-4 纤维素性心包炎

心包脏层表面可见梁索状或片块状红染纤维素

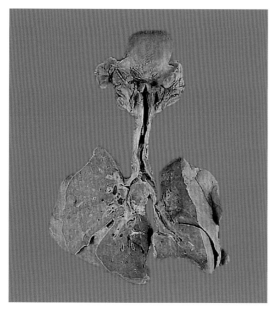

图3-5 白喉

气管黏膜表面可见灰白干燥的膜样物

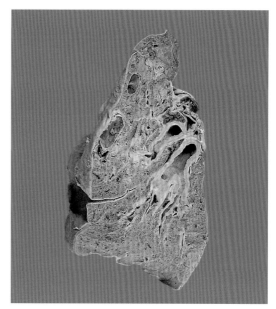

图3-6 肺脓肿

肺切面可见脓肿腔,脓液已流失,周围有脓肿膜

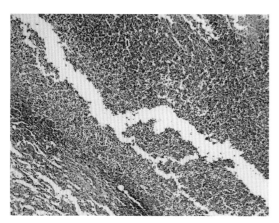

图3-7 肺脓肿

图右侧为脓肿腔内脓液,中间为脓肿膜,由肉芽组织构成

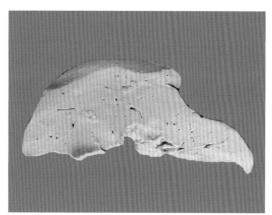

图3-8 急性重型肝炎

肝变小,边缘锐利,呈黄褐色

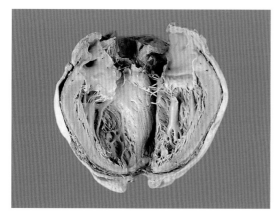

图3-9 机化性心包炎

心包脏壁层粘连,心包腔闭锁

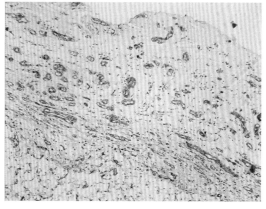

图3-10 机化性心包炎

心包脏层表面肉芽组织增生,取代了渗出物

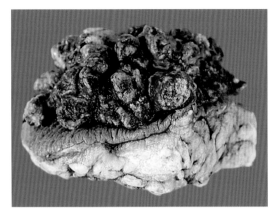

图4-1　皮肤乳头状瘤

肿瘤突出于皮肤表面,呈乳头状

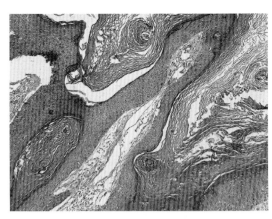

图4-2　皮肤乳头状瘤

图示乳头状结构,肿瘤细胞无明显异型性

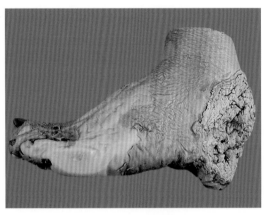

图4-3　足跟皮肤鳞癌

足跟部有一巨大溃疡,边缘隆起,底部高低不平

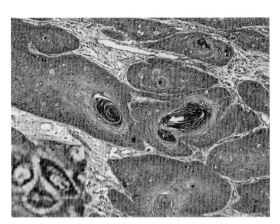

图4-4　足跟皮肤高分化鳞癌

癌细胞排列呈巢状,有角化珠形成

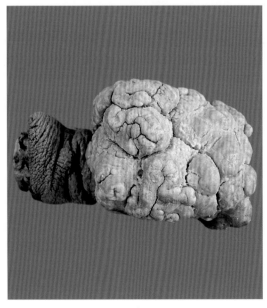

图4-5　阴茎癌

肿瘤呈菜花状,灰白色,破坏阴茎龟头

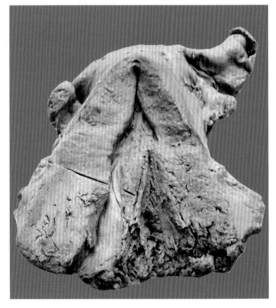

图4-6　子宫颈癌

子宫颈变粗大,表面溃烂,肿瘤界限不清

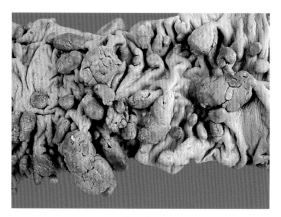

图4-7　结肠息肉状腺瘤

结肠黏膜面有多个息肉状突起,有蒂

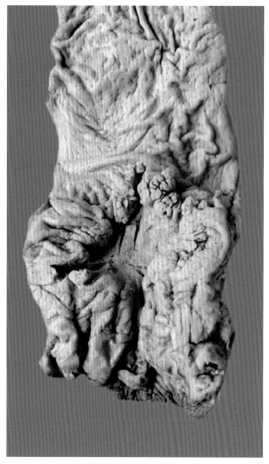

图4-8　结(直)肠癌

直肠黏膜面有巨大溃疡,底部不平,边缘隆起

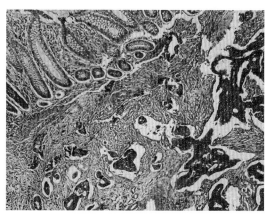

图4-9　大肠腺癌

癌细胞形成不规则腺样结构,浸润黏膜下层和肌层

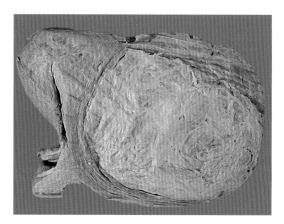

图4-10　子宫平滑肌瘤

肿瘤椭圆形,界清,灰白色,切面编织状

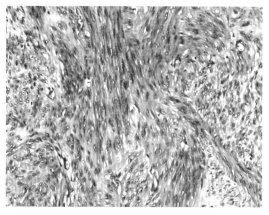

图4-11　子宫平滑肌瘤

瘤细胞与正常平滑肌细胞相似,呈编织状排列

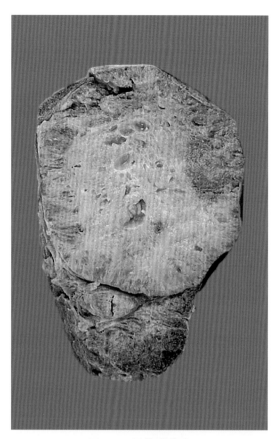

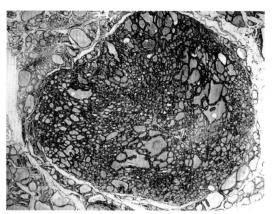

图4-13 甲状腺腺瘤

肿瘤由大小不等的滤泡构成,有包膜

图4-12 甲状腺腺瘤

肿瘤有包膜,切面棕黄色半透明,有囊性变

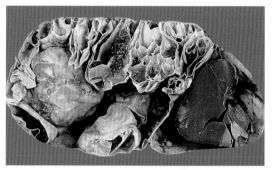

图4-14 卵巢黏液性囊腺瘤

肿瘤切面呈多囊状,内含半透明果冻样物,局部出血呈棕褐色

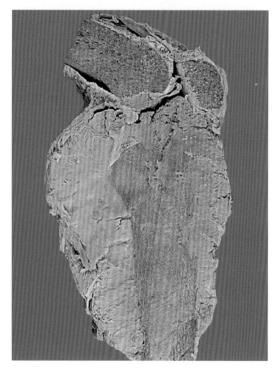

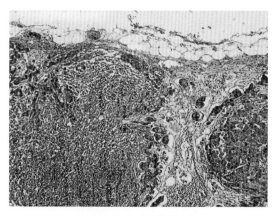

图4-16 淋巴结转移癌

淋巴窦及髓质内可见不规则腺管状结构,
淋巴结部分结构被破坏

图4-15 骨肉瘤

肿瘤位于膝关节附近,灰白均匀,骨皮质和骨髓腔被浸润破坏

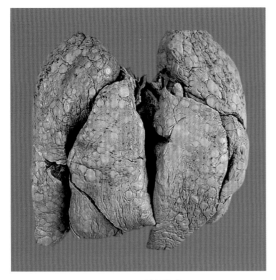

图4-17　肺转移癌

肺表面有多数圆形结节,灰白色,境界清楚

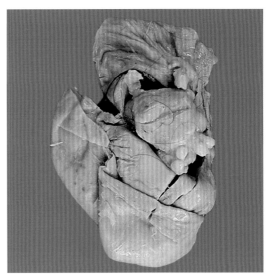

图4-18　卵巢畸胎瘤

肿瘤呈囊状,囊内有毛发、油脂等物质

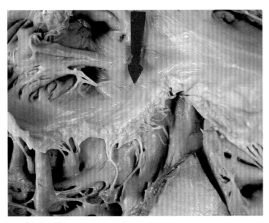

图5-1　急性风湿性心内膜炎

二尖瓣闭锁缘上有单行排列的串珠状赘生物,呈疣状突起

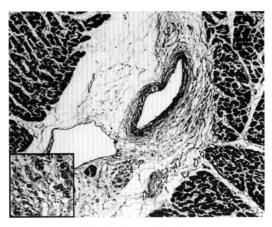

图5-2　风湿性心肌炎

心肌间质血管旁可见细胞群集构成的风湿小体

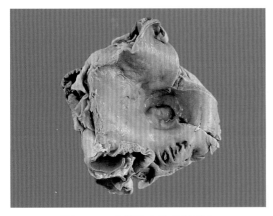

图5-3　二尖瓣狭窄兼关闭不全

二尖瓣口高度狭窄,呈鱼口状,瓣膜增厚变硬,缩短变形粘连

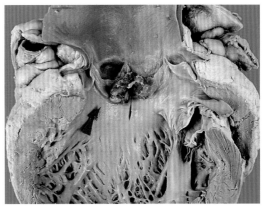

图5-4　亚急性细菌性心内膜炎

主动脉瓣瓣膜增厚变硬,有大小不等的赘生物

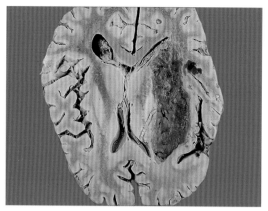

图5-5 高血压病脑出血

大脑切面见丘脑、内囊部及豆状核区有大范围出血,形成血肿

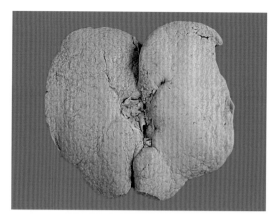

图5-6 高血压病固缩肾

肾体积缩小,表面呈均匀细颗粒状

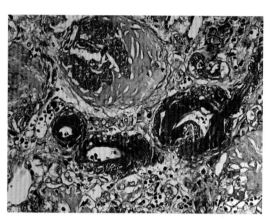

图5-7 高血压病固缩肾

入球小动脉透明变性,管壁增厚,管腔狭窄

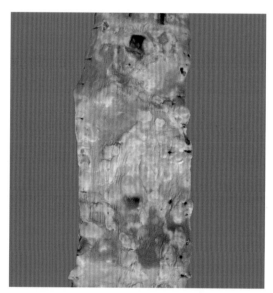

图5-8 主动脉粥样硬化

主动脉内膜粗糙,呈灰黄色粥糜样,内膜破溃

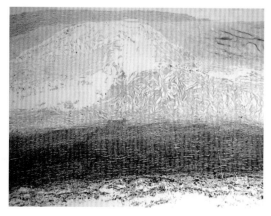

图5-9 主动脉粥样硬化

主动脉粥样病灶内可见胆固醇结晶

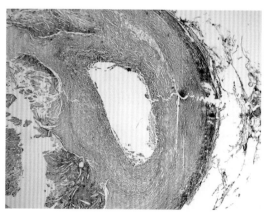

图5-10 冠状动脉粥样硬化

冠状动脉内膜增厚,呈半月形隆起,粥样病灶内有钙盐沉积

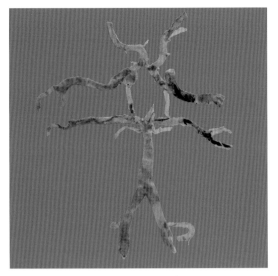

图5-11　脑动脉粥样硬化

脑动脉有散在黄白色斑块

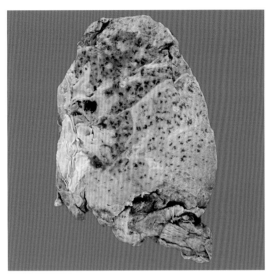

图6-1　大叶性肺炎

病变肺叶增大,切面灰黄实变,海绵状结构消失

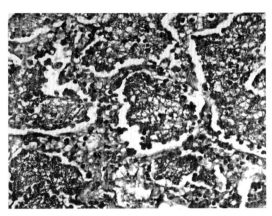

图6-2　大叶性肺炎

肺泡壁呈缺血状态,肺泡腔内充满纤维素和炎细胞

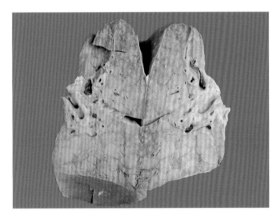

图6-3　小叶性肺炎

肺切面有多个灰黄色病灶,中央有细支气管,部分病灶相互融合

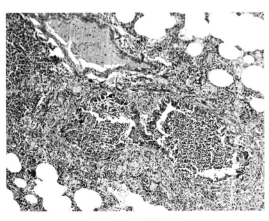

图6-4　小叶性肺炎

细支气管有炎症,管壁破坏,管腔内有脓性渗出物,
周围肺泡也有脓性渗出物

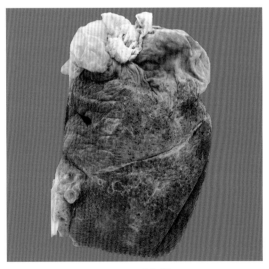

图6-5　肺气肿

肺体积增大,颜色变浅,边缘变钝圆

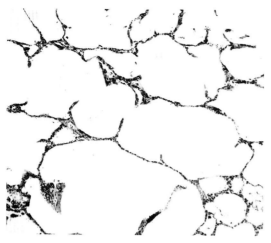

图6-6 肺气肿

肺泡腔扩大,肺泡壁变薄,断裂

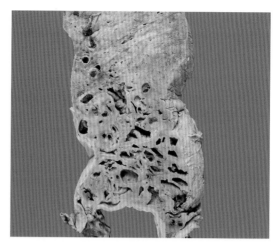

图6-7 支气管扩张症

肺切面有囊状、圆柱状扩张的支气管,靠近肺膜

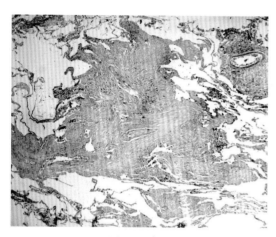

图6-8 矽肺

肺组织中有漩涡状排列胶原纤维组成的硅结节,
周围肺组织纤维化

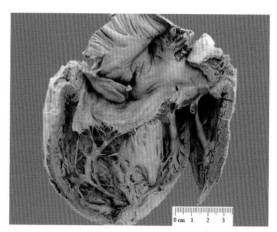

图6-9 肺源性心脏病

心脏增大,右心室壁增厚,乳头肌肉柱增粗,右心室腔扩张

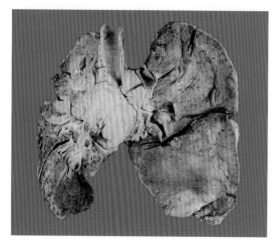

图6-10 中央型肺癌

肿块位于肺门部,灰白色,支气管腔被堵塞

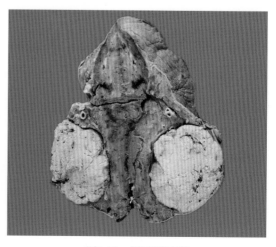

图6-11 周围型肺癌

肿块位于肺叶周边部,灰白色结节状

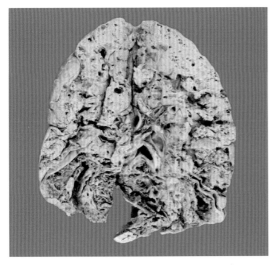

图6-12　弥漫型肺癌

肺切面有多数灰白色、边界不清的斑片状病灶,病变弥漫分布

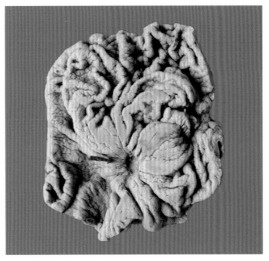

图7-1　胃溃疡病

胃黏膜面有一溃疡灶,圆形,直径小于2cm,边缘整齐,
底部平坦,周围黏膜皱襞呈放射状

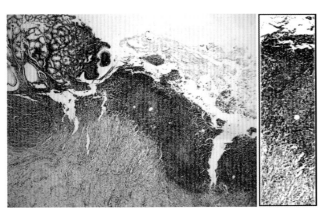

图7-2　胃溃疡病

溃疡底部分四层,由上至下为渗出层、坏死层、肉芽组织层及瘢痕组织层

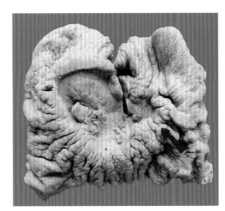

图7-3　胃癌(溃疡型)

黏膜面有一巨大溃疡,直径超过4cm,边缘隆起,
呈围堤状,底部不平

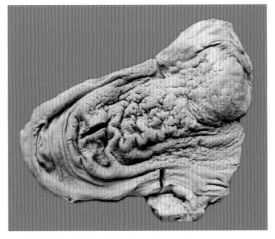

图7-4　浸润型胃癌

胃壁弥漫增厚变硬,部分皱襞增粗,部分扁平

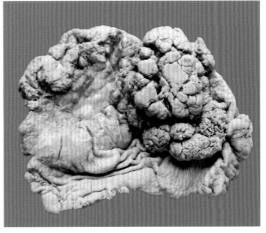

图7-5　隆起型胃癌

黏膜面有一菜花状肿物向胃腔突起,表面有坏死

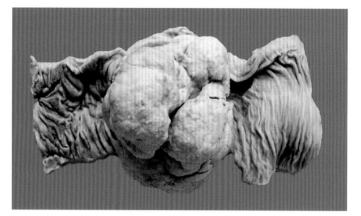

图7-6 大肠癌(隆起型)
肠黏膜面有一肿物突向肠腔,表面有坏死

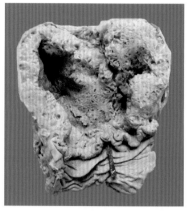

图7-7 大肠癌(胶样型)
肠壁局部增厚,皱襞消失,切面灰白胶胨状

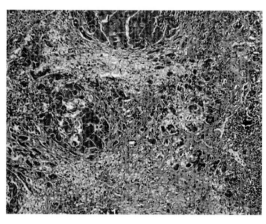

图7-8 亚急性重型肝炎
肝细胞大片坏死,纤维组织增生,残留肝细胞再生
形成不规则结节,小胆管增生

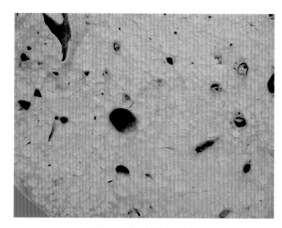

图7-9 门脉性肝硬化
肝体积缩小,边缘锐利,切面布满灰色小结节,直径0.1~0.5cm,
结节之间有纤细的纤维组织分隔

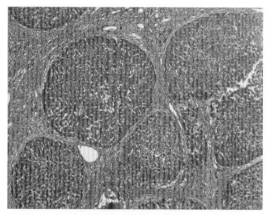

图7-10 门脉性肝硬化
肝小叶正常结构消失,被假小叶取代,假小叶间
纤维组织间隔形成(比较薄)

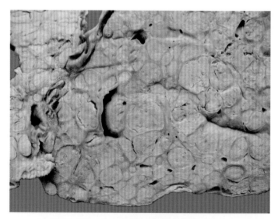

图7-11 坏死后性肝硬化
肝体积变小,切面布满大小不等结节,结节较大,
结节间纤维间隔较宽

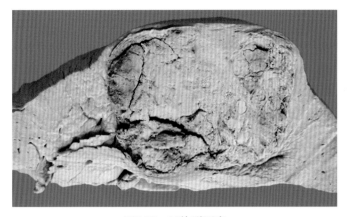

图7-12　巨块型肝癌

肝体积增大,右叶隆起,切面右叶有一巨大肿块,境界较清,内有坏死

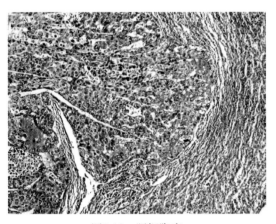

图7-13　肝细胞癌

癌细胞排列呈梁索状,梁索之间为血窦,癌旁肝组织受压萎缩

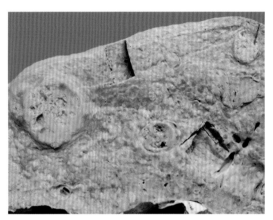

图7-14　多结节型肝癌

肝切面散在分布多个结节,粗糙灰黄色有坏死,周围肝组织
呈肝硬化改变(灰白细腻的小结节)

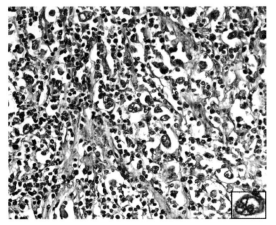

图8-1　霍奇金淋巴瘤

淋巴结结构破坏,图中双核细胞为镜影细胞

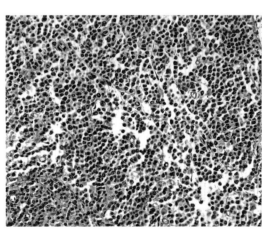

图8-2　弥漫大B细胞淋巴瘤

淋巴结结构破坏,肿瘤细胞形态一致

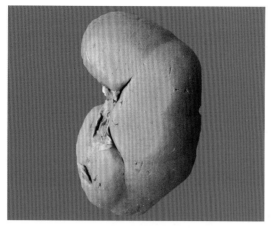

图9-1　急性弥漫增生性肾小球肾炎

肾变大，表面光滑，新鲜标本因组织含血量多颜色变红
（此固定后标本为暗棕色）

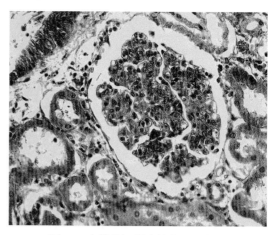

图9-2　急性弥漫增生性肾小球肾炎

肾小球增大，肾小球细胞数目增多（为系膜细胞及内皮细胞增
生，但光镜下难于准确分别两种细胞），毛细血管腔受压变狭窄，
肾小球内有少量中性粒细胞浸润

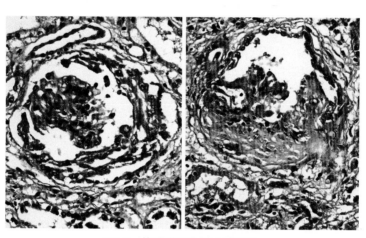

图9-3　快速进行性肾小球肾炎

肾小球周围细胞性新月体形成伴有外周带纤维化（壁层上皮细胞增生，形成新月体）

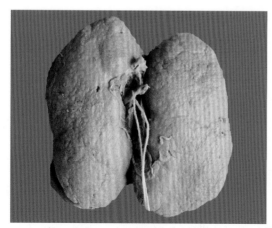

图9-4　慢性肾小球肾炎

肾体积对称性缩小、变硬，表面弥漫性细颗粒状

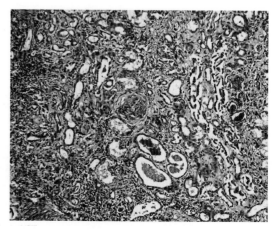

图9-5　慢性肾小球肾炎

大部分肾小球纤维化，玻璃样变，相应肾小管萎缩、消失，间质
纤维组织增生，淋巴细胞为主的慢性炎症细胞浸润

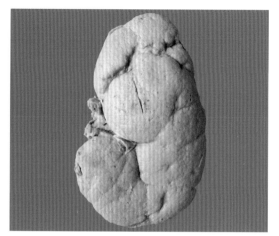

图9-6　慢性肾盂肾炎(瘢痕肾)

肾变小,变硬,表面有不规则凹陷性瘢痕

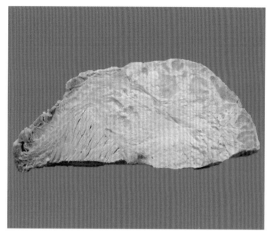

图10-1　乳腺癌

脂肪组织中有灰白色肿瘤组织,边界不清,
像树根样向周围组织浸润

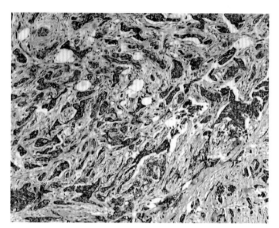

图10-2　乳腺癌

癌组织呈实性条索状,偶有腺腔样结构,
癌细胞数量与纤维组织基本相等

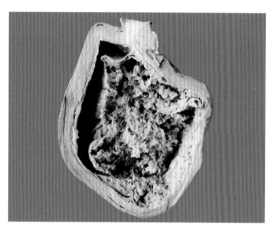

图10-3　葡萄胎

图示水肿绒毛,灰白透亮,大小不等,有细蒂相连成簇

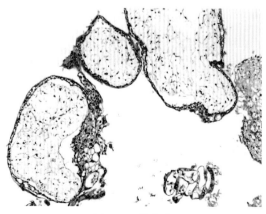

图10-4　葡萄胎

胎盘绒毛粗大,间质高度水肿,血管消失,滋养叶细胞增生

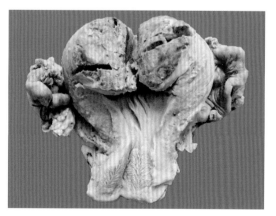

图10-5　子宫绒毛膜癌

子宫底部有一暗红色肿块,突入宫腔,肿物出血坏死

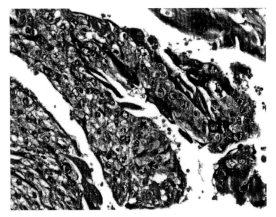

图10-6　子宫绒毛膜癌

癌组织由两种癌细胞组成(肿瘤性细胞滋养叶细胞和
合体滋养叶细胞),癌组织无间质、无血管、无绒毛

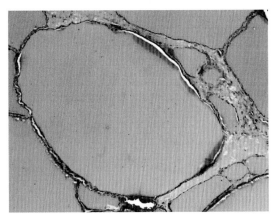

图11-1　弥漫性甲状腺肿

甲状腺滤泡扩大,腔内充满 均质状胶质,滤泡上皮变扁平

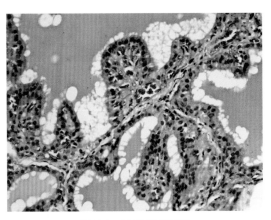

图11-2　毒性甲状腺肿

滤泡上皮弥漫增生,形成乳头状,腔内胶质稀薄,
边缘有圆形吸收空泡

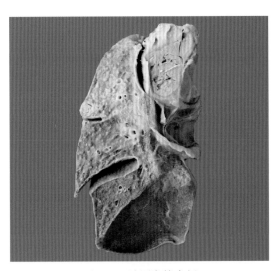

图12-1　肺原发综合征

右肺上叶下部肺膜下有一黄豆大干酪样坏死病灶,其余肺内有
播散的粟粒状病灶,肺门、气管旁淋巴结肿大,互相融合并干酪
样坏死

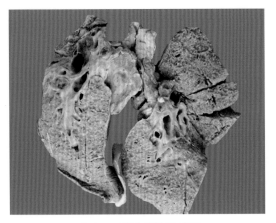

图12-2　粟粒性肺结核病

肺切面弥漫均匀分布灰白略带黄色小结节,大小一致

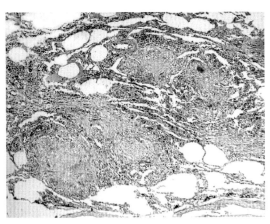

图12-3　粟粒性肺结核病

肺组织中散在分布大小相似的结核结节

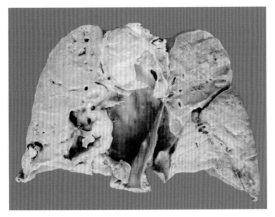

图12-4 干酪样肺炎

肺切面大片干酪样坏死灶,局部有不规则急性空洞形成,肺门、气管旁淋巴结肿大互相融合并干酪样坏死

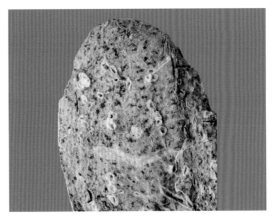

图12-5 局灶型肺结核

肺尖部有一个黄豆大灰黄色病灶,边界清楚

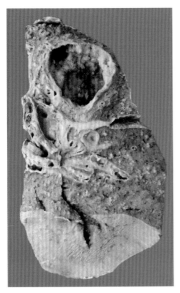

图12-6 慢性纤维空洞型肺结核

肺上部有一个厚壁空洞,鸡蛋大,洞壁较厚,内侧壁有干酪样坏死物。周围肺组织可见多数灰黄色播散病灶

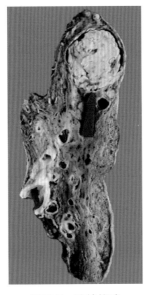

图12-7 肺结核球

肺切面有一孤立的球形干酪样坏死灶,周围有纤维组织包裹

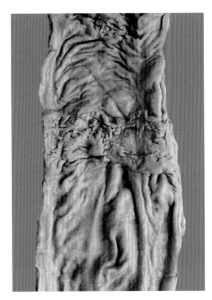

图12-8 肠结核病

肠黏膜坏死脱落形成溃疡,溃疡长径与肠管长轴垂直

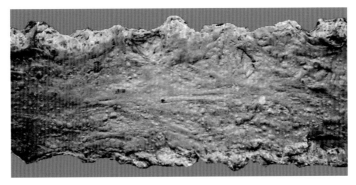

图12-9 结核性腹膜炎

肠管互相粘连成团,浆膜面弥漫分布灰白色小结节

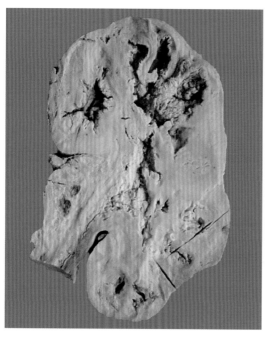

图12-10 肾结核病

肾肿大,切面皮、髓质结构不清,有数个空洞,空洞壁粗糙,有干
酪样坏死物。输尿管也有结核病变,管壁增粗,结构不清

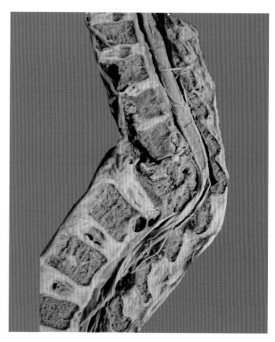

图12-11 脊椎结核

病变位于下段胸椎和上段腰椎,数个椎体和棘突
有不同程度破坏,脊柱后凸变形,脊髓受压

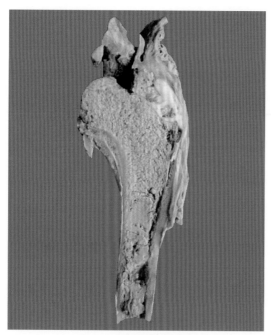

图12-12 关节结核

关节软骨及骨质破坏,关节面粗糙,关节囊内有干酪样坏死物

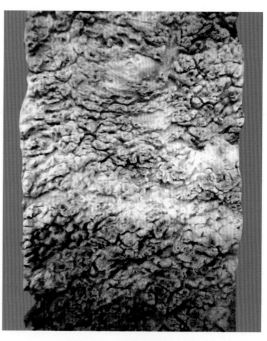

图12-13 细菌性痢疾之肠

大肠黏膜面形成灰白色糠皮样假膜,部分假膜脱落
形成不规则地图状溃疡

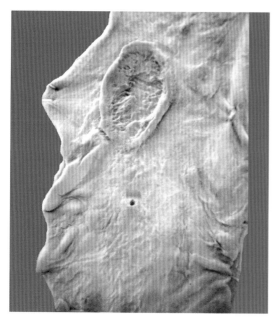

图12-14　伤寒病之小肠

部分淋巴小结中心坏死。坏死物脱落后形成边缘
整齐的溃疡,溃疡的长轴与肠管的长轴平行

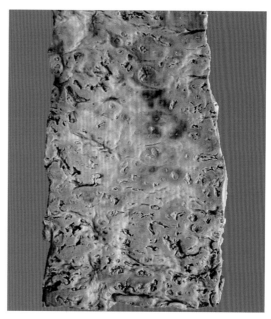

图12-15　阿米巴痢疾之肠

图示病变黏膜面可见散在分布的圆形或椭圆形肿胀小点,其中
央有针帽大的小孔,形成纽扣状溃疡,溃疡之间黏膜无明显改变

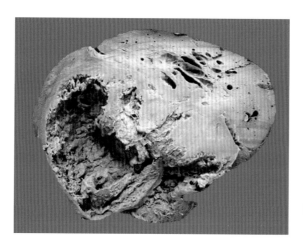

图12-16　阿米巴肝脓肿

肝脏肿大,切面有巨大脓腔形成,
脓腔内壁粗糙不平,状如破棉絮

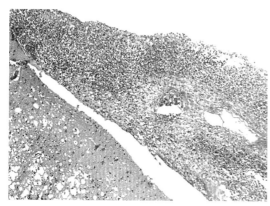

图12-17　流行性脑膜炎

蛛网膜下腔增宽,腔内血管扩张充血,有大量变性坏死的
中性粒细胞和纤维素等渗出物

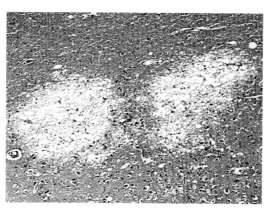

图12-18　流行性乙型脑炎

脑组织局限性液化性坏死,形成境界清楚筛状软化灶

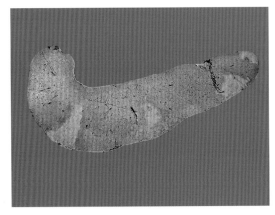

图P-1 病例2

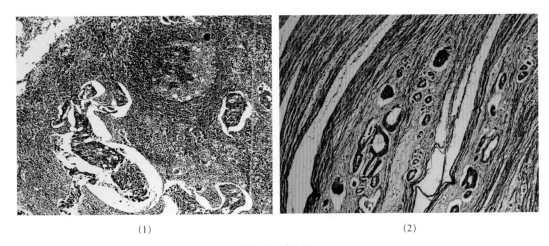

（1）   （2）

图P-2 病例6

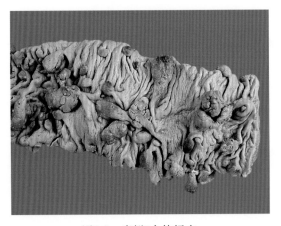

图P-3 病例7大体标本

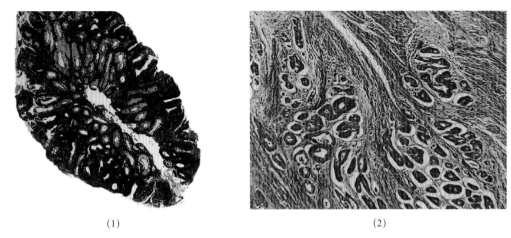

（1）

（2）

图P-4　病例7组织切片

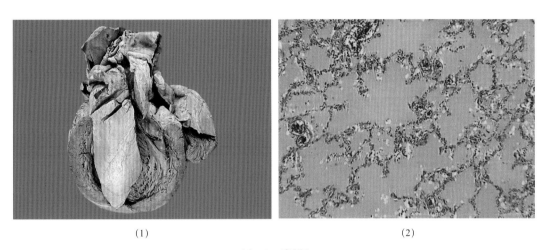

（1）

（2）

图P-5　病例8

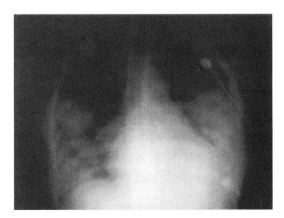

图P-6　病例10X线胸片

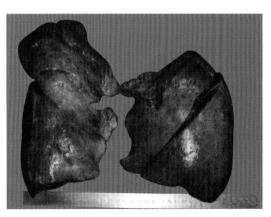

图P-7　病例10大体标本

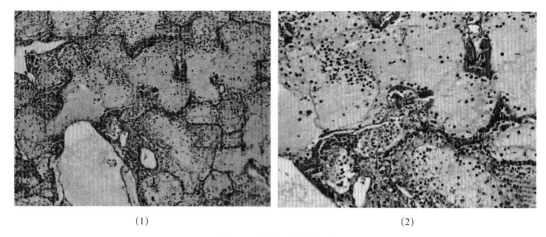

(1) (2)

图P-8　病例10组织切片

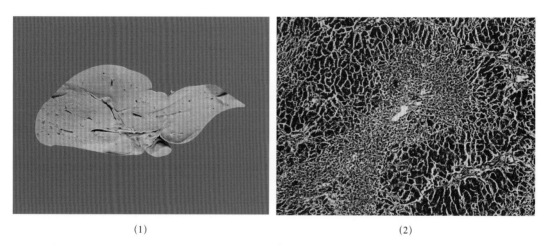

(1) (2)

图P-9　病例13

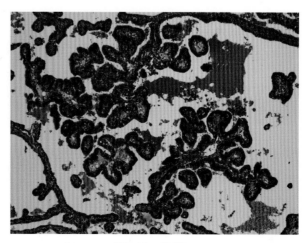

图P-10　病例19